北京协和医院专家

高血压饮食调养一本就够：稳血压 头不晕 防中风

修订版

陈伟 主编
中国医学科学院北京协和医院临床营养科主任医师，博士生导师
中国营养学会临床营养分会主任委员

化学工业出版社
·北京·

图书在版编目（CIP）数据

高血压饮食调养一本就够 ：稳血压　头不晕　防中风 / 陈伟主编 . -- 修订版 . -- 北京 ：化学工业出版社，2025. 9. -- ISBN 978-7-122-48541-0

Ⅰ. R544.105

中国国家版本馆 CIP 数据核字第 2025Y0R681 号

责任编辑：高　霞　杨骏翼

责任校对：李雨晴　　　　装帧设计：悦然生活

出版发行：化学工业出版社（北京市东城区青年湖南街 13 号　邮政编码 100011）

印　　装：天津裕同印刷有限公司

710mm × 1000mm　1/16　印张 10½　字数 200 千字　2025 年 11 月北京第 2 版第 1 次印刷

购书咨询：010-64518888　　　　售后服务：010-64518899

网　　址：http://www.cip.com.cn

凡购买本书，如有缺损质量问题，本社销售中心负责调换。

定　价：59.80元

前言

高血压是一种全球性的常见病。《中国心血管健康与疾病报告（2023）》显示，我国18岁及以上居民高血压患病率已达31.6%，患病人数约为2.45亿。并且随着年龄的增长，高血压患病率呈现快速上升的趋势。

高血压除了疾病本身带给人们的伤害以外，更可怕的是，它极少“单兵作战”，总是与肥胖、血脂异常、高血糖等同时存在，如果任由其发展，会引发一系列并发症，牵连全身脏器！

高血压本质上是一种生活方式病，其发病原因主要是不健康的生活习惯，因此，对待高血压最该有的态度就是：病没来的时候，防病；病来了别怕病，积极治疗以控制病情。

预防高血压，重点在于改变不良的生活方式，保持健康的心态，坚持适量运动，定期监测血压，一旦发现问题及时纠正。对于那些已经确诊为高血压的患者，则要树立信心，积极行动起来，以控制病情并提高生活质量。

高血压的防与控，饮食是基础。任何年龄段的高血压患者，都需要饮食调理，这是基础。本书就是立足于饮食，揭开了一日三餐控制血压的秘密。

本书分别介绍了高血压的基本常识，总的饮食原则，早、中、晚三餐的具体饮食安排，几十种家常食材的降压吃法，以及高血压常见并发症和特殊人群的饮食调理，内容立体、方法细致独特，可作为高血压患者的饮食指导书。

低盐低脂饮食、多吃蔬菜和水果、不吸烟饮酒等，这些好的饮食习惯，对于高血压患者极其有益，是值得终生坚持的。

目录 CONTENTS

Part 1 了解高血压

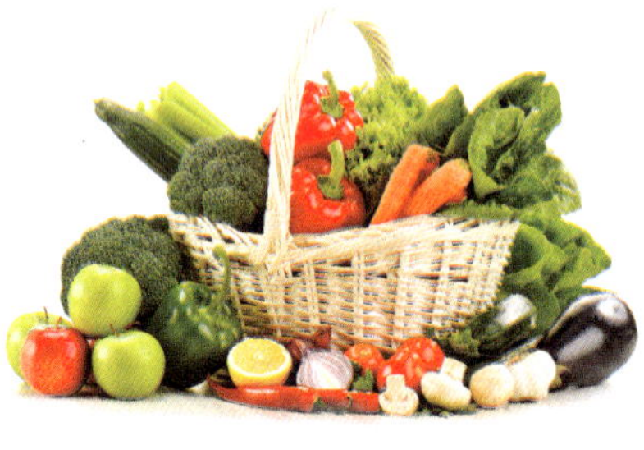

Part 2 饮食降压法 理想又安全

CONTENTS

Part 3

制定个性化三餐食谱 稳步降血压

Part 4

什么都能吃 关键是怎么吃

CONTENTS

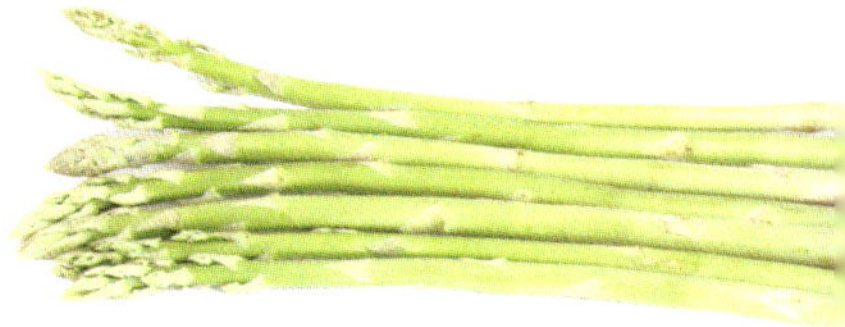

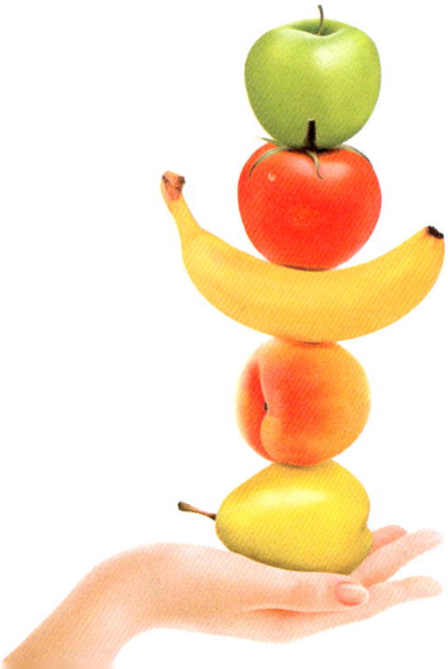

Part 5

高血压并发症的三餐调养

附录

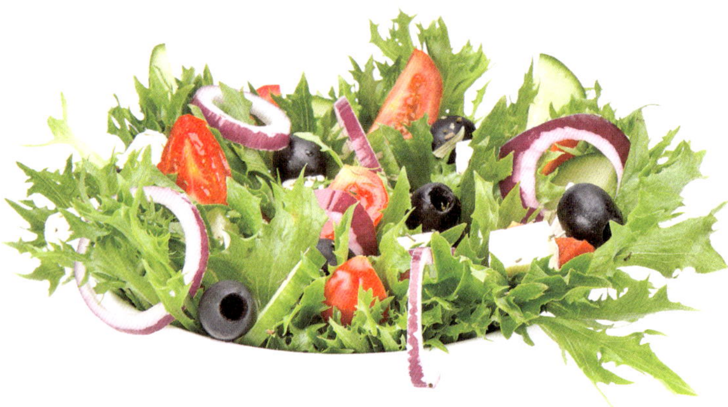

Part

1

了解高血压

如何早发现高血压

及早发现才能及早治疗

很多高血压患者在早期无明显的症状，这使得高血压获得了“隐形杀手”的称号。如果能及早发现病情，甚至在血压偏高的时候就引起足够的重视，就可以及时预防、尽早治疗，这对于病情的控制具有非常重要的价值。血压越高，中风的危险性越大，因此，控制好高血压能很大程度上预防中风的发生。

了解高血压的诊断

《中国高血压防治指南（2024 年修订版）》将高血压定义为：在未使用降压药的情况下，诊室血压≥140/90 毫米汞柱；或家庭血压≥135/85 毫米汞柱；或 24 小时动态血压≥130/80 毫米汞柱，白天血压≥135/85 毫米汞柱，夜间血压≥120/70 毫米汞柱。高血压依据轻重程度分为 1 级、2 级、3 级三个级别。

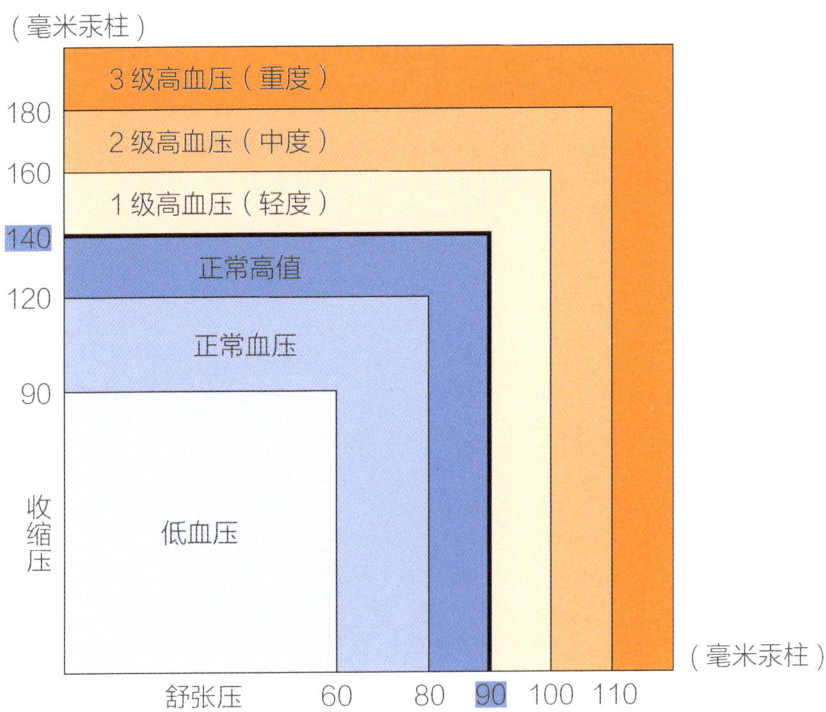

定期体检，时常测量血压

要养成定期测量血压的习惯，尤其是有高血压家族史者。测量时，既可以去医务室、社区医疗中心请专业医护人员测量，也可以按照正确的方法，自己在家测量血压。测量时，建议使用经过准确性验证的上臂式电子血压计。

出现轻微的头痛、头晕、烦躁、失眠等不适症状，也应及时测量血压，并到医院及时就诊。此外，无论男女，最好在35岁之后开始定期体检、定时测血压。

高血压的主要症状

头痛

头痛是高血压的常见症状，也是发现高血压的重要线索。头痛多为搏动性的胀痛或持续性的钝痛，严重者甚至有炸裂性的剧痛。常在早晨睡醒时发生，起床下地活动及饭后逐渐减轻，疼痛部位多在后脑和太阳穴附近。

头晕

头晕也是高血压的常见症状。有时是一过性的，如在突然站起或蹲下时出现；有些是持续性的，患者头部有持续性的沉闷及不适感。

耳鸣

高血压患者耳鸣持续时间较长，耳鸣时感觉响声如蝉鸣，或脑中“嗡嗡”作响。

手脚麻木

常见手指和脚趾麻木、皮肤有如虫子爬行或背部肌肉紧张酸痛等症状，部分严重患者还会感觉手指不灵活。

注意力不集中，记忆力减退

早期多不明显，但随着病情发展而逐渐加重。表现为注意力容易分散，近期记忆力减退，很难记住近期所发生的事情。

烦躁、心悸、失眠

有的高血压患者性情较为急躁，遇事敏感、易激动。高血压导致的心肌肥大、心室扩张等都会使心脏功能不正常，出现心悸症状。失眠多为入睡困难或早醒，做噩梦，睡眠不实、易惊醒。

出血

高血压患者的出血症状，以鼻出血为多见，其次是眼底出血、结膜出血和脑出血。

肾脏病变

长期高血压可导致肾小动脉硬化，还可出现尿频、尿蛋白等症状。

医生悄悄告诉你

原发性高血压和继发性高血压

高血压按病因可以分为原发性高血压和继发性高血压。原发性高血压的发病原因不甚明了。继发性高血压是由其他疾病引起的高血压，最常见的是由内分泌疾病和肾脏疾病引起的。

高血压爱找上哪些人

几类常见的高血压易感人群

超重和肥胖的人

肥胖使心脏负担加大、血管阻力增加，因此容易发生高血压。体重越重，患高血压的危险性也越大。

高钠饮食人群

过量摄入钠盐会导致不良生理反应，其中最主要的就是升高血压。我国居民的膳食特点是高钠低钾，而钾能促钠排出。严格控制钠盐摄入（不超过5克）可有效降低血压。

老年人

在生长发育过程中，人的血压也有相应的变化。一般而言，年龄越大，患高血压的概率也就越高，且以收缩压的增高更为普遍。

大量饮酒的人

酒精会加快心脏节律，甚至诱发心房颤动和心脏射血，导致血压升高。

吸烟的人

烟雾中的有害物质，会增加血液的黏稠度和血流阻力，从而使血压升高。

长期精神过度紧张的人

研究发现，长期工作劳累、精神紧张、睡眠不足、焦虑或抑郁的人易患高血压。

医生悄悄告诉你

父母有高血压，子女不一定会得高血压

高血压的发生确实与遗传有一定关系。调查发现，高血压患者的子女患高血压的概率明显高于父母血压正常者。然而，高血压是多因素共同作用的结果。父母等直系亲属患有高血压，也只是存在高血压的易患因素，是否会患高血压，主要决定因素还是自身的生活方式。

服用某些药物的人

服用一些药物可能会引起血压升高，如口服避孕药、非固醇类抗炎药等，停药一段时间后，血压会恢复正常。

阻塞性睡眠呼吸暂停综合征患者

至少30%的高血压患者合并阻塞性睡眠呼吸暂停综合征，50%~92%的阻塞性睡眠呼吸暂停综合征患者患有高血压。

什么是老年高血压

数据显示，在我国，65岁及以上人群高血压患病率已超过50%。年龄≥65岁，符合高血压诊断标准（见第2页）者，可定义为老年性高血压。若收缩压≥140毫米汞柱且舒张压<90毫米汞柱，则定义为老年单纯收缩期高血压，是50岁以上高血压人群中最常见

医生悄悄告诉你

为什么老年人会高压高、低压低

老年高血压患者的一个特点就是高压升高。随着年龄增长，血管会越来越硬，血管弹性降低，缓冲压力的能力就会减弱，所以高压就会偏高。老年人的血管弹性不良，当心脏舒张时，大血管产生的回弹压力就会偏小，表现为低压正常甚至偏低。高压偏高，低压正常或偏低，那么脉压差就大。

的类型。老年单纯收缩期高血压不仅有收缩压高的特点，并且常出现明显的白大衣效应。

不同年龄段的老年人，要遵循不同的降压目标

65～79 岁老年人，血压≥140/90 毫米汞柱应开始药物治疗。在使用降压药后，血压应控制在 140/90 毫米汞柱以下，如果没有不舒服的感觉，建议进一步将血压降至 130/80 毫米汞柱以下。

80 岁及以上的老年人，收缩压≥150 毫米汞柱时应开始药物治疗。服药后血压应降到 150/90 毫米汞柱以内，如果高压 <140 毫米汞柱耐受良好，可继续治疗而不必回调血压水平。

压力大的男性要多关注血压

精神压力是高血压的一大诱因，由于男性的社会压力大，而且吸烟人数多，使男性患高血压的概率更高，因此，男性应更多地关注自己的血压，经常测量血压，随时了解自己的血压情况，尤其是 40 岁以上的男性。同时，男性要学会调节自己的心情，建立并保持良好的生活习惯。

身心压力大的年轻人血压易变高

越来越多的年轻人被高血压盯上，主要原因有：不良饮食习惯、吸烟和过量饮酒、缺乏运动、超重或肥胖、身心压力过大。这时候就要改变不健康的生活方式、合理膳食、控制体重、缓解情绪压力，将血压调控在正常范围。

更年期女性血压容易变高

更年期女性需要注意自己的血压变化，由于年龄增长，血管弹性降低、动脉硬化程度增加，血压会随之升高。此外，更年期女性出现自主神经功能紊乱、内分泌失调等生理变化，导致情绪波动较大、睡眠不足，也容易造成血压波动。要注意养成健康的生活习惯，保持稳定的情绪。

医生悄悄告诉你

长期便秘也易使血压升高

排便时用力使劲，会使心跳加快，心脏收缩加强，心搏出量增加，使血压突然升高。长期下来，血管压力加大，也容易患上高血压。建议便秘患者平时应适当多吃一些富含纤维素的食物，早晨喝些温开水以促进排便，并养成定时排便的习惯，保证大便通畅。

警惕假性高血压和隐蔽性高血压

高血压有一些特殊形式，有的是在特定情况下血压高，有的则不易被发现，对于这些特殊情况需要提高警惕，及早干预。

假性高血压管理不好也会发展成高血压

有一些人在医院测血压的时候显示血压升高，可是回到家里 24 小时动态血压监测又显示正常，这就是假性高血压，也称“白大衣性高血压”。这样的血压升高主要是由于心情紧张导致的。

虽然假性高血压不算真正意义上的高血压，但也是中间状态，这类人群如不加以重视就可能进展为高血压。因此应该尽早干预，采用调整生活习惯、限盐、有氧运动、情绪管理及其他非药物干预手段。

隐蔽性高血压更可怕

与“白大衣性高血压”相反，隐蔽性高血压具有藏匿性，通常表现为医院检测血压时显示正常，但是家中自测或做动态血压检测时，显示血压升高。由于病情不易被发现，患者往往未能及时服用降压药物控制血压，容易更快地发展成为持续性高血压，进而引发动脉硬化、左心室肥厚、脑血管病及肾脏疾病。

一老一少需多关注隐蔽性高血压

通常情况下，血压会随年龄增长而升高，60 岁以上者约 63% 患有高血压，再加上老年人易受睡眠质量下降、精神压力以及情绪波动较大等因素的影响，更成为隐性高血压的“青睐者”。青少年由于肥胖、遗传、饮食失调、学习压力、缺乏运动等，加上精神紧张、生理变化等各方面原因，也容易出现血压异常升高。

怎样发现隐蔽性高血压

在诊室正常高值血压、吸烟、肥胖、合并糖尿病、慢性肾脏病等人群中应注意筛查。在诊室血压测量基础上，利用家庭血压监测或 24 小时动态血压监测明确诊断。

判断血压高不高，要靠测量，不能靠感觉

前文说到了高血压的症状表现，当发生那些症状时要引起足够的重视，但是不能仅靠症状去判断，最稳妥的是经常测血压，根据测量结果去判断，这也是发现隐性高血压的一个重要手段。

选用哪种仪器测血压

目前，常见的血压计有水银柱式血压计和电子血压计。水银柱式血压计因为环保与家庭使用测量不便等问题已逐渐被淘汰；上臂式全自动电子血压计因为操作简便，且有自动记录血压值的功能，省去了观察血压值变化的麻烦，且便于采用标准的测血压姿势，因而被认为是最适合家庭使用的血压计。

正确测量姿势（以电子血压计为准）

1. 裸臂，不要将多件衣袖卷起来，以免压迫上臂血管，影响测量准确性。

2. 取坐位，手掌向上平伸，肘部位于心脏水平，大臂与身躯呈 45° 。

3. 将袖带平整地缠绕在上臂，袖带下缘应位于肘窝以上 1~2 厘米处，松紧以能够插入一指为宜，袖带的胶管应置于肱动脉搏动点上。

测量血压时需要注意的事项

1. 测量血压宜在每天清晨醒来时，或服降压药后 2~6 小时进行。

2. 测血压前，应坐下来安静休息至少 5 分钟。

3. 进食、运动、吸烟后 30 分钟再测量血压。

4. 不要在憋尿时测量血压。

5. 初次测血压，左右两臂都要测量。以后测量时，用初次血压测定值较高的一侧手臂进行测量。

6. 每次测量血压应测定 3 次，取平均值。每次测定后要松开袖口，等 1 分钟再测。

高血压的“伙伴”：肥胖、血脂异常、糖尿病

高血压为什么对肥胖如此“情有独钟”

肥胖者患高血压的概率是正常体重者的2~4倍，因为肥胖者日常饮食摄取的总热量超过了机体的消耗量，过多的糖类、脂肪及钠的摄取，激活了体内的血管紧张素，同时造成体内脂肪大量堆积，使得血容量增加，血管阻力升高，引起血压升高。

高血压往往伴有脂质代谢紊乱

高血压患者往往伴有脂质代谢紊乱。脂质代谢紊乱，是机体内脂类及其代谢物的异常，通常表现为血脂异常，包括总胆固醇、低密度脂蛋白胆固醇升高和高密度脂蛋白胆固醇降低。长期脂质代谢紊乱容易导致动脉粥样硬化，对心脑血管造成危害，还会进一步增加血管阻力，加重原有的高血压症状。

高血压与糖尿病互为“祸根”

高血压、糖尿病互为重要的心血管危险因素，它们同时存在时，会使心脑血管“雪上加霜”，显著增加心肌梗死、脑卒中、冠心病等心脑血管疾病的风险，而且特别容易伤害肾、眼等器官。糖尿病可以造成动脉硬化和血管损伤，加重高血压病情；高血压反过来会加快糖尿病并发症的发展，如糖尿病肾病和视网膜病变等。此外，糖尿病患者高血压的发生率高于非糖尿病人群。

医生悄悄告诉你

什么是代谢综合征

代谢综合征是一组以腹型肥胖、血糖异常、血脂异常以及高血压等为核心特征的临床综合征。这些特征在代谢上相互关联，共同反映了机体在能量代谢、胰岛素抵抗和炎症状态方面的紊乱。代谢综合征的发病机制涉及多种危险因素的聚集性表现，包括胰岛素抵抗、慢性低度炎症、内脏脂肪堆积以及内分泌失调等，这些因素相互作用，显著增加心血管疾病和2型糖尿病的发病风险。

任由高血压发展的危害

高血压的危害在于它从不是“单枪匹马”，而是“集体作战”，如果你对它视而不见，它就会兵分几路，累及多个身体器官，造成心、脑、肾、眼、全身血管损害，严重时发生脑卒中、心肌梗死、心力衰竭、肾衰竭等危及生命的并发症。

大脑被侵害：引发脑卒中

长期血压升高，可引起脑缺血和脑动脉硬化，脑缺血易并发脑梗死，脑部的小动脉硬化易破裂出血（脑出血），脑缺血和血管痉挛易导致脑血栓。

眼睛被侵害：导致视觉障碍

受到高血压的侵害，视网膜的小血管可出现出血、渗出，从而导致视物模糊、视力减退，甚至失明。

心脏被侵害：冠心病、高血压性心脏病

血压长期增高，会阻塞心脏冠状动脉，加速冠状动脉粥样硬化，引发冠心病，还会使左心室后负荷加重，引起左心室肥大、心力衰竭，形成高血压性心脏病。

血管被侵害：动脉粥样硬化

长期血压升高，血流对血管壁造成冲击，损害血管内膜，促进动脉粥样硬化斑块的形成，血液中的脂质更容易在血管壁上沉积，从而促进冠状动脉粥样硬化的发展。

肾脏被侵害：导致肾功能不全

血压长期增高，肾小动脉硬化，肾的表面呈颗粒状，皮层变薄，出现萎缩或消失，继而发生肾功能不全，并发展为尿毒症。

自测：你离高血压有多远

如果答案是肯定的，就在括号里打“√”。

1. 很晚才睡吗？（ ）
2. 很少吃粗粮吗？（ ）
3. 年龄超过 40 岁了吗？（ ）
4. 吃蔬菜和水果很少吗？（ ）
5. 很喜欢吃油炸食品吗？（ ）
6. 吃的菜是不是总是很咸？（ ）
7. 经常无节制地大吃大喝吗？（ ）
8. 空腹血糖是否大于 6 毫摩 / 升？（ ）
9. 父母中有人在 50 岁前患上高血压吗？（ ）
10. 总胆固醇高于 5.2 毫摩 / 升了吗？（ ）
11. 体重超过标准值 20% 以上，或腰围超过 90 厘米（男性）或 85 厘米（女性）了吗？（ ）
12. 整天坐着，每天很少运动吗？（ ）
13. 脾气大，易出现生气、郁闷、忧虑等不良情绪，或情绪波动大？（ ）
14. 嗜酒，经常饮高度白酒 200 毫升以上吗？（ ）
15. 是否经常吸烟或被动吸烟？（ ）

如果你对以上问题的答案全部是否定的，那么你患高血压病的可能性就很小；反之，打“√”的问题越多，患高血压病的可能性就越大，请马上采取措施，预防高血压病的发生或控制高血压病的发展。

Part 2

饮食降压法 理想又安全

降得太快、降得太低都不好

对于高血压患者来说，控制血压一方面是让血压达标，另一个方面是要使血压平稳，减少血压大幅波动。如果血压不能平稳，而是忽高忽低，更不利于整个病情的控制。

降压应“乘扶梯”，不要“坐直梯”

对于多数高血压患者而言，降血压急不得，不要像坐直梯一样迅速降压，而应像乘扶梯，平稳降压。因为这些患者的心脏、大脑、肾脏等重要器官已经适应了较高的血压水平，降压速度过快会使患者感到不舒服，严重时可能导致心肌缺血甚至心肌梗死。

更重要的是，血压短时间内大幅度下降会反射性地刺激机体内儿茶酚胺类物质释放，使心跳加快，心肌耗氧量增加，诱发其他更严重的后果。

血压速降，脏腑器官受损

老年人的肝脏和肾脏功能减弱，易造成药物蓄积；同时老年人的压力反射敏感性降低，容易发生低血压反应，引起一过性脑缺血或者是缺血性脑卒中。还有一些患者虽然血压偏高，但本身并无不适症状，当快速降压时，原本已经适应高血压状态的脏器一下子难以适应低血压引起的低灌注状态，从而导致脏器受损。

避免血压忽高忽低的频繁波动

高血压患者除了不能追求快速降压外，还要注意保持血压的平稳，避免血压忽高忽低频繁波动，控制好自己的情绪，让血压保持平稳。

医生悄悄告诉你

保持平和的心态能减少血压波动

引起血压波动的原因有很多，比如受吸烟、饮酒、运动等因素影响而出现波动，还有一个很重要的因素是心理因素。人在兴奋或紧张时血压都会明显升高，当兴奋、紧张情绪消失后血压又迅速下降。因此，高血压患者一定要注意保持平和的心态，避免大喜大悲、紧张、兴奋、焦虑等情绪的变化。

受生物钟的控制，人体的许多生命活动在一天内呈现周期性变化，我们把这个特性称作昼夜节律性。在昼夜节律性的影响下，不同的人的血压也呈现昼夜节律性变化。

正常的血压波动不必担心

人的血压就是波动的，24 小时内会出现一种有节律的波动，这是机体进行自我调节与环境相适应的结果。高血压患者需了解血压的这种波动特点，以便有针对性地加以调节。

一天 24 小时之内，人的血压有 2 个高峰和 2 个低谷：早上 6～9 点为第一个高峰，中午 12～14 点为第一个低谷，16～20 点为第二个高峰，此后血压下降，晚间睡眠后出现第二个低谷。血压的波动范围平均在 30 毫米汞柱 ±（15～20）毫米汞柱。

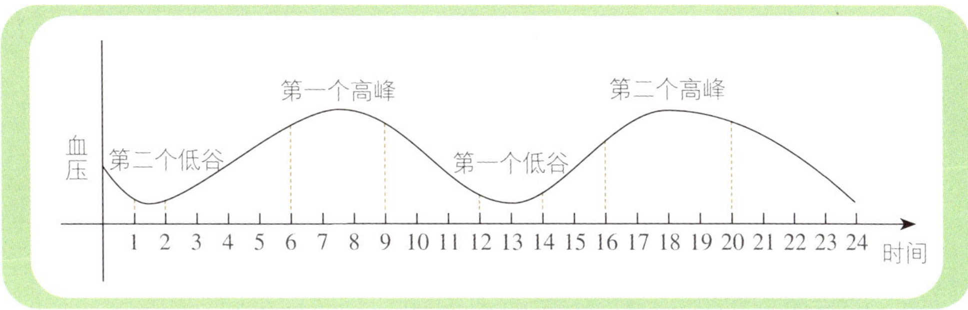

血压不是降得越低越好，老年人的降压目标可适当高一些

得了高血压，必须采取有效措施降低血压。这里强调的是降低升高的血压，使之恢复正常范围，而不是越低越好。实际上，很多高血压患者由于多年高血压，动脉已经发生了硬化性改变，如果将其血压降低到正常水平（≤120/80 毫米汞柱），会由于组织器官的供血不足而出现头晕、乏力等不适，此时，要求将血压控制在非高血压状态（<140/90 毫米汞柱）更合理。

有人认为血压高了就要赶快采取降压措施，把血压尽快降下来。实际上，患高血压多年的人，身体已经适应了高血压状态，突然大幅降低血压，人体反而不能适应，以致有的人因此不接受降压治疗。科学降压的原则是缓慢、平稳降压，建议通过 2～4 周达到降压目标。

降压第一步：改变“重口味”

盐和高血压的密切关系

食盐的主要成分是钠，当人体摄入盐过多时，神经中枢会传达口渴的信号，饮水量会增加，而为了将钠保持在正常水平，肾脏会减少排尿，这就使存留在体内的水分增加。这些水分存在于血液中，导致全身血液循环量增加，血管由此受到强大的压力，血压攀升。此外，体内钠离子增加时还会通过提高血管外周阻力的方式使血压上升。

60%的高血压是盐敏感性高血压

盐敏感性高血压是指那些对食盐特别敏感，因高盐饮食而引起血压升高，通过严格限制食盐摄入后血压可明显下降的高血压。其发病率随年龄增长而增加，尤其是老年人味觉减退，经常吃盐过多，这就增加了罹患高血压的风险。盐敏感性高血压防治的重点是严格限制食盐的摄入，同时增加高钾食物的摄入。

医生悄悄告诉你

如果在家烹饪三餐，则应该合理分配盐用量。如每天食用4克盐，午餐占三餐的40%，则午餐每人的用盐量不超过1.6克（4乘以40%），早餐、晚餐用盐量以此类推。

高钠=高盐，钠和盐的换算

高盐饮食是高血压的一大主因，还与糖尿病、骨质疏松、胃肠疾病等息息相关，因此改变高盐饮食势在必行。但是减盐并不是单纯减少食盐的摄入，而是减少一切含钠高的食物的摄入，高钠食物等同于高盐食物。

1克钠=2.5克盐　**1克盐=0.4克钠**

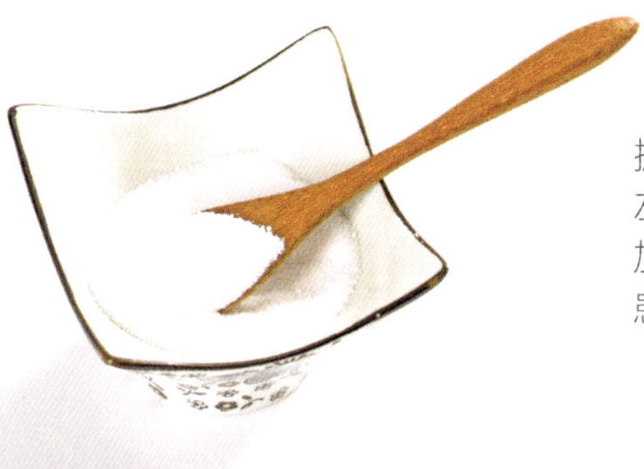

据统计，我国每人每天摄入的盐在10克左右，远远超出了5克的标准量，必须加以重视，严格限制，尤其对于高血压患者来说，低盐饮食是首先要做到的。

揪出隐藏在高钠食物中的盐

根据钠与盐的换算关系可以看出，除了食盐以外，高钠食物中也潜藏着多盐。比如，酱、咸菜、酸菜等腌制食品，火腿肠、午餐肉、牛肉干等加工食品，薯条、薯片等膨化食品，酱油、番茄酱、蛋黄酱、沙拉酱、味噌、咖喱等调味品，过量食用这些食物及含盐调味品等同于食用了大量的食盐，同样会导致食盐超标。

高血压患者每天的盐摄入量应控制在 5 克以下，病情较重、有并发症者需要控制在 3 克以下。这包含通过各种途径摄入的钠盐，也就是说如果菜肴中有隐藏盐，就要减少食盐的量。

警惕食物本身的含盐量

食物	每 100 克中的钠含量 / 毫克	盐含量 / 克
三明治（夹火腿、干酪）	528.0	1.34
葵花子（熟）	634.7	1.61
方便面	1144.0	2.91
盐水鸭（熟）	1557.5	3.96
低脂奶酪	1684.8	4.28
咸鸭蛋	2706.1	6.87
萝卜干	4203.0	10.68

购买食物要看食物标签

我国颁布的《食品安全国家标准　预包装食品营养标签通则》（GB 28050—2025）中规定，高血压患者需要控制盐也就是钠的摄入量，应选择钠 NRV 百分比低的食品，在条件允许的情况下，可以选择标示“低钠”“低盐”的食物[①]。

逐渐适应清淡饭菜

低盐饮食并不是一日形成的，如果突然停止食盐的摄入，会破坏体内水分平衡，引发脱水，增加血液黏稠度。尤其对于老年人来说，由于其自身水分调节能力下降，盐分骤减使血流量降低得更多，容易引发脑梗死。

因此，减盐可分阶段逐渐递减，假如最初盐的摄入量为每日 10 克，可减为每日 8 克，适应一段时间后再逐渐减至每日 6 克、4 克、3 克，这样更有助于平稳血压。

① 依据中国营养学会发布的《中国居民膳食营养素参考摄入量》，钠的营养素参考值（NRV）为 2000 毫克 / 天。例如，若某食品每 100 克含钠 106 毫克，则其钠 NRV% 为（106 毫克 ÷2000 毫克）≈ 5%。根据《预包装食品营养标签通则》的规定，某食品每 100 克（或每 100 毫升）钠含量小于或等于 120 毫克，符合“低钠”“低盐”“减少盐”的营养声称。

提防调味量和加工食品中的隐藏盐

一陶瓷勺
酱油（约10克）
约含盐
1.6~1.7 克

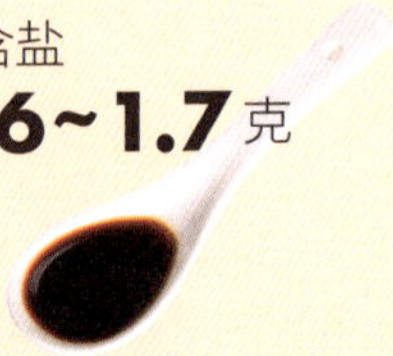

一陶瓷勺
甜面酱（约10克）
约含盐
0.5 克

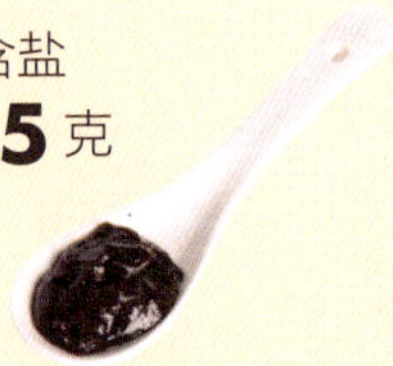

一陶瓷勺
陈醋（约10克）
约含盐
0.2 克

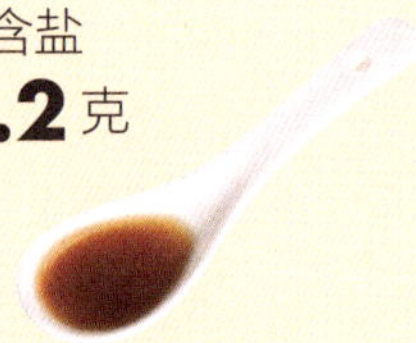

一陶瓷勺
豆瓣酱（约10克）
约含盐
1.5 克

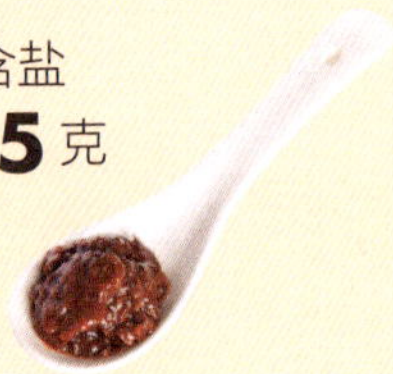

一块
腐乳（约20克）
约含盐
1.5 克

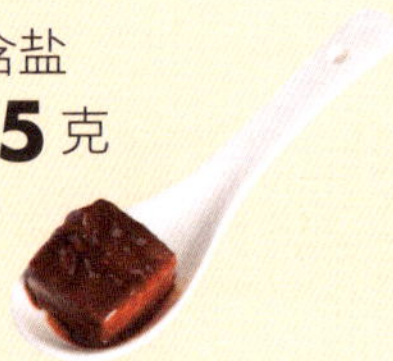

一陶瓷勺
味精（约5克）
约含盐
1.0 克

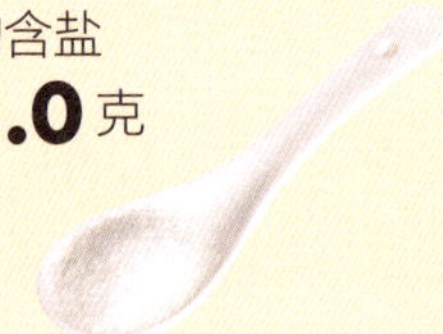

注：1克食盐 = 400毫克钠　　1克钠 = 2.5克食盐

图表参考数据：《中国居民膳食指南（2022）》《中国食物成分表 标准版（第6版）》。

相较来说，醋的含盐量最低，烹制菜品时可以用适量的醋调味，减少酱油的摄入，可有效控盐。

在加工食品和调料中有许多隐藏的盐，一不注意就会摄入过量。有些高盐食物还披上了狡猾的“外衣”——加入了糖等其他调料，把盐的咸味掩盖掉。所以，一定要提防这类高盐食品的摄入。

两片面包（约50克）
约含盐
0.30 克

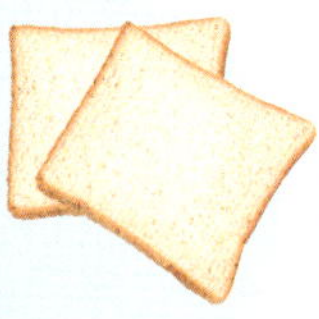

一包方便面（约100克）
约含盐
2.91 克

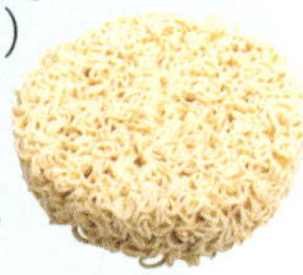

一根油条（约50克）
约含盐
0.75 克

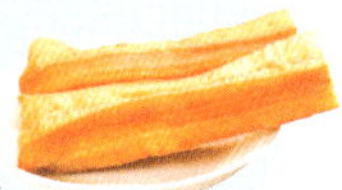

一根火腿肠（约100克）
约含盐
1.93 克

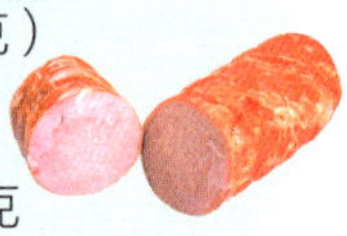

一个咸鸭蛋（约70克）
约含盐
4.81 克

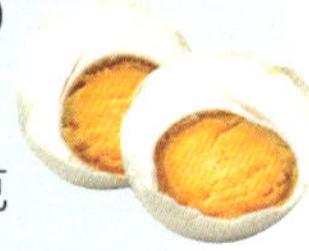

10克
虾仁
约含盐
1.24 克

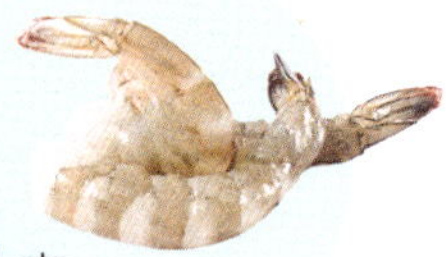

图表参考数据：《中国居民膳食指南（2022）》。

便于掌握用盐量的计量法

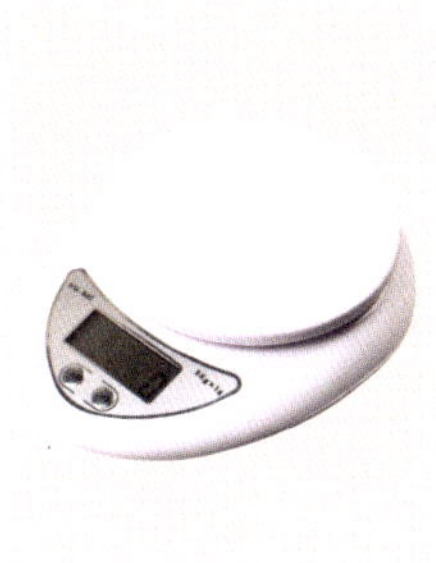

用电子秤称

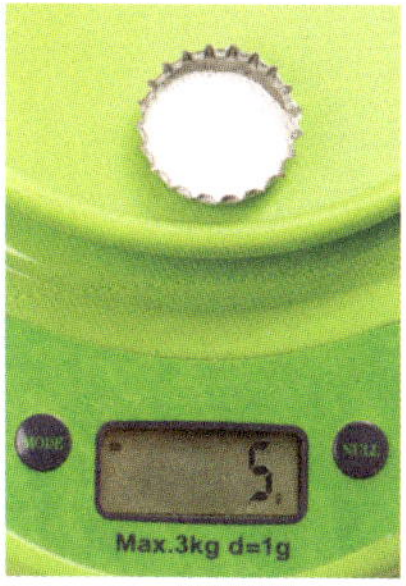

一啤酒瓶盖（去除软垫后）盐约 5 克

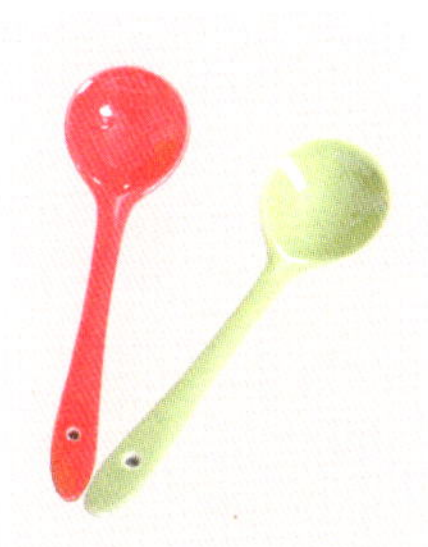

控盐勺：专门用于控制食盐摄入量的勺子，上面标注着用盐的刻度

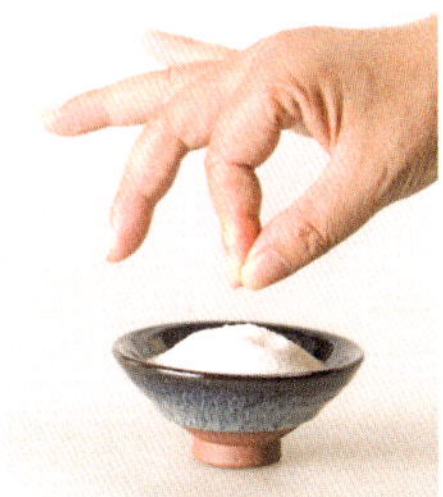

用食指和拇指捏起一撮盐约 0.3 克

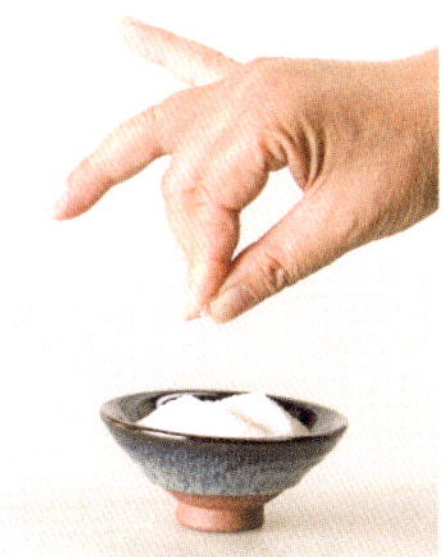

用食指、中指和拇指一起捏起一撮盐约 0.5 克

在外就餐时如何避免多吃盐

1. 尽量多点蔬菜类菜品，以摄入充分的维生素和钾，有利于体内钙钾平衡。

2. 少选腌制的食物如咸鱼、腊肉、火腿、香肠、腌菜等，如果点的是套餐，则最好少吃或不吃其中的咸菜。

3. 豆瓣酱、甜面酱等酱类佐料中也含有大量食盐，因此最好不选蘸酱菜。

4. 吃火锅的时候尽量选清汤锅底，多涮蔬菜，少蘸麻酱。

5. 夹菜的时候尽量沥沥汤汁，而且不要吃汤泡饭，因为汤汁中含有很多的盐分。

6. 尽量不点炒饭、炒饼、盖浇饭等加入了油和盐的主食，以清淡的粥、杂粮饭为宜。

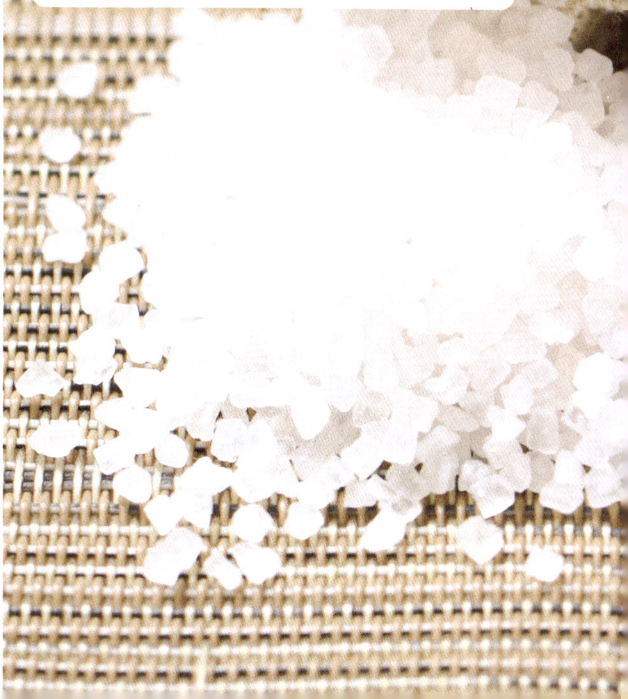

医生悄悄告诉你

高血压患者可以吃低钠盐吗

低钠盐可以减少钠的摄入量，对于降低高血压的患病率和防治心血管疾病有很好的效果，但是低钠盐并不适合所有高血压患者。因为低钠盐虽然钠的含量减少，但却增加了钾等离子，这对于某些人，比如血钾水平过高、排钾功能障碍者是极其不利的。因此，肾功能不全者、服用普利类及沙坦类降压药物以及服用螺内酯的高血压人群不宜食用低钠盐。

高盐饮食还会损伤血管

长期高盐饮食不仅会使人血压升高，还会直接损伤全身各处的血管壁，引起血管硬化，导致心肌梗死、肾衰竭等疾病的发生，因此一定要养成低盐的饮食习惯，坚持少吃盐。

不影响美味的低盐烹调法

后放盐

烹饪时最好在起锅前将盐撒在食物上，这样盐附着在食物的表面，没有渗透到内部，既能使人感觉到明显的咸味，又可以减少近一半的用盐量。

用酱、酱油等代替盐

酱和酱油也含有一定的盐分，在烹调肉类菜肴的时候可以适当加一点，同时不放盐或少放盐，这样菜肴既有诱人的色泽，激发人的食欲，又减少了用盐量。

用酸味代替咸味

做凉拌菜和沙拉的时候，可用醋、柠檬汁、番茄酱等酸味调味品调味，这样既减少用盐量，又可以让味道更好。

用橄榄油或香油来增香

适当使用橄榄油和香油可增加菜肴的香味，这样即便菜的口感比较淡也能够让人食欲大开。

加入香辛调料来调味

在菜肴中适当加入芥末、姜、胡椒、咖喱粉等香辛调料，可以增强口感，掩盖低盐后的清淡口感。

用果仁碎和香味蔬菜增加风味

做拌菜的时候，适当撒入一些芝麻、核桃碎、花生碎等果仁，可以增加风味，缓解少盐的清淡。

低脂饮食，减少脂肪和胆固醇的摄入

饮食太油腻易患高血压

在所有的食物中，油脂的单位热量是最高的，1 克油脂即可产生 9 千卡（1 千卡 =4.184 千焦）的热量；而身体每累积 7700 千卡的热量，就会增加 1 千克的体重。

若以每天多吃进 1 匙（约 15 克）油计算，则每天多摄入热量 135 千卡，一个月后体重就会增加 800 克左右，一年就会增重近 10 千克。“一胖百病生”：血脂异常、高血糖、高血压、冠心病和脑梗死等“富贵病”就会随之而来。

饮食太过油腻，除了会造成脂肪沉积导致肥胖以外，还会增加饱和脂肪酸含量，使人体氧化负担过重，造成一氧化氮生物活性降低，这也是造成血压增高的重要原因。

与此同时，研究也发现，调整饮食结构对于改善高血压也是很有帮助的。

脂肪也有好坏之分，不能一概而论

脂肪摄入过量易造成肥胖、血脂异常等，增加患高血压的概率。但脂肪也分很多类，有不可过量摄取的脂肪，也有对身体产生积极作用的脂肪，其划分标准主要在于构成脂肪的脂肪酸。

构成脂肪的脂肪酸，按有无双键可分为饱和脂肪酸和不饱和脂肪酸，其中不饱和脂肪酸按双键数目还可进一步分为单不饱和脂肪酸和多不饱和脂肪酸。其中对身体不利，会明显升高血液总胆固醇水平的是饱和脂肪酸。

<table>
<tr><td rowspan="6">脂肪酸</td><td rowspan="3">按双键数目分类</td><td colspan="2">饱和脂肪酸：动物性脂肪中含量高</td></tr>
<tr><td rowspan="2">不饱和脂肪酸</td><td>单不饱和脂肪酸</td></tr>
<tr><td>多不饱和脂肪酸</td></tr>
<tr><td rowspan="3">按人体能否自行合成分类</td><td rowspan="2">必需脂肪酸</td><td>α- 亚麻酸（ω-3 脂肪酸）</td></tr>
<tr><td>亚油酸（ω-6 脂肪酸）</td></tr>
<tr><td colspan="2">非必需脂肪酸</td></tr>
</table>

因此，高血压患者应减少饱和脂肪酸的摄入量，尤其要减少猪油、猪肥肉、黄油、肥羊、肥牛、肥鸭、肥鹅等动物性脂肪的摄入，以预防血脂异常，防止高血压病情的进展。同时，还要注意适当增加不饱和脂肪酸的摄入，高血压患者可以适当多摄入一些富含不饱和脂肪酸的植物油，以及富含多不饱和脂肪酸的坚果和鱼类。

高热量、高脂肪的食物要少吃

高血压患者在饮食中一定要注意少食高热量、高脂肪食物，主要包括以下几类食物。

动物脂肪	包括肥肉、肉块、奶油、鱼油、蛋黄等
植物油脂	包括花生油、豆油、菜籽油、色拉油等
人造油脂	如人造黄油、人造奶油、人造可可油等
主食	主要包括精白粉、大米和糯米等细粮
糖类	包括白糖、红糖、冰糖、糖果、巧克力等
饮料类	包括啤酒、汽水、果汁、速溶咖啡等
油炸、焙烤类食品	如方便面、焙烤食品（面包、糕点、饼干）、速冻食品、炸鸡块、牛肉干、火腿肠等
零食类	如炸薯条、虾片、果仁、冰激凌及其他油炸膨化食品
快餐	比萨、汉堡包等

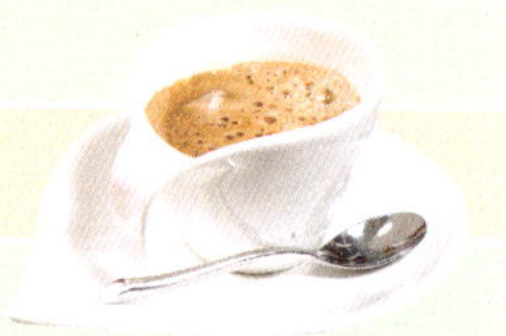

每天摄入的胆固醇<300 毫克

在日常饮食中，高血压患者需要特别注意每天摄入的胆固醇量，最好每天胆固醇的摄入量小于 300 毫克。因为食物中的胆固醇会影响新陈代谢，使血液胆固醇含量增高，进而使血压升高。

建议高血压患者在日常饮食中尽量少吃或不吃富含胆固醇的食物，如动物内脏、蛋黄、鱼子、蟹黄、鱿鱼等。

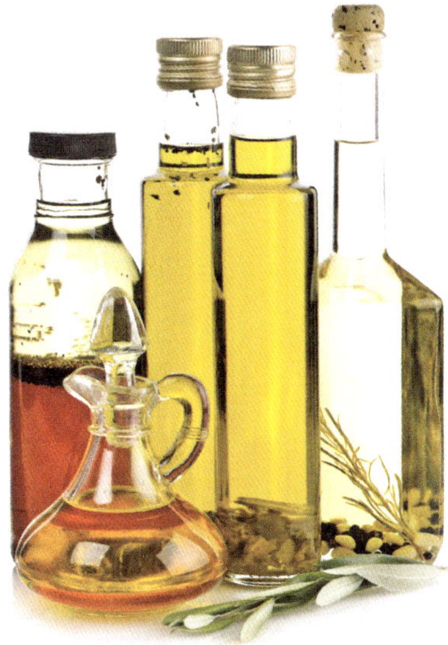

医生悄悄告诉你

油和盐在汤里，吃饭的时候少喝汤汁

在日常饮食中，吃炖煮食物时要避免喝汤，因为烹饪时使用的油和盐都溶入汤中。因此在吃这类食物的时候，最好少喝汤，夹菜时也要注意少带汤汁，以控制油和盐的摄入。

对于有心血管疾病的患者及其潜在人群来说，每人每天烹调油用量应该控制在15~25克。除了要控制用量，还要注意烹调时油温不要太高，以免产生有害物质。

选择对血管有益的植物油

动物油中饱和脂肪酸的含量较高，可加剧动脉粥样硬化，加重高血压患者病情，因此应当减少食用。植物油中不饱和脂肪酸含量较高，对控制血脂、血压有益，建议优先选择。比如山茶油、橄榄油富含单不饱和脂肪酸，而亚麻籽油、大豆油、花生油、菜籽油等富含多不饱和脂肪酸，可交替或混合使用这些油，以实现营养均衡。

减少吸油量的小妙招

序号	方法	说明
1	用不粘锅烹调	煎、炒食材的时候可以选择不粘锅，不粘锅只需用很少的油就能烹调菜肴，可比普通锅少用油
2	用蔬菜高汤代替油	用香菇、胡萝卜、枸杞子等熬制高汤，热量很低，在炒菜、炖菜的时候淋入高汤代替油，可以达到少吃油的效果
3	切大块	食材切得过细过小，接触油的总面积就变大了，会增加吸油量，因此食材要尽量切大块

坚果虽好，但要适量

众所周知，坚果是健康零食，其往往含维生素E、叶酸、B族维生素、钾、钙、镁等多种营养成分，且富含不饱和脂肪酸，对心血管健康有益。因此，适量吃一些坚果对于血压的控制是有好处的。

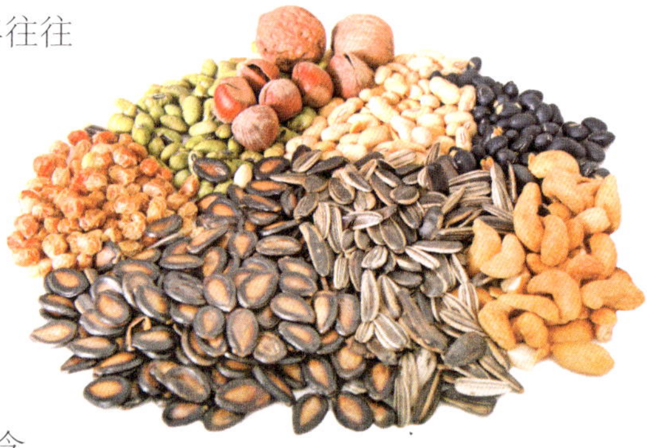

坚果以不加盐、不加糖、不油炸的吃法最值得推荐

但坚果的热量和脂肪含量也非常高，尤其是油脂类坚果，其油脂含量一般在40%～80%，常见的核桃、榛子、杏仁、松子、花生、葵花子等坚果都在这个范围之内，多吃会大大增加热量的摄入，反而不利于血压的控制。坚果可以吃，但一定要控制量，以每周50克、每天一勺的量最为理想。

肉当然要吃，重在怎么选怎么吃

肉是蛋白质、脂肪、铁等营养素的主要来源，在饮食中不可或缺。吃肉要有所选择，以避免饱和脂肪摄入过多，导致血液黏稠度增加，血流变慢，进而增加罹患高血压、血脂异常、糖尿病、动脉硬化等疾病的概率。

“白肉”优于“红肉”，以“瘦”为先

“白肉”是指鱼类和鸡肉、鸭肉等禽类肉。“红肉”是指猪肉、牛肉、羊肉等。相比而言，“白肉”的饱和脂肪酸含量低，不饱和脂肪酸含量较高，不会使胆固醇水平显著升高，因而对预防血脂异常、血压升高具有重要作用。因此，在日常饮食中不妨将“白肉”作为肉类的首选。

当然，“红肉”不是不能吃，而是要适量地吃，在选择“红肉”时，应尽量选脂肪含量低的纯瘦肉。

瘦肉不是零脂肪，不同部位脂肪含量不同

瘦肉的脂肪含量低于肥肉，但并非不含脂肪，食用的时候也要控制量。不仅如此，瘦肉的脂肪含量因种类不同而不同，以100克肉为例，脂肪含量由高到低分别为猪瘦肉、牛瘦肉、羊瘦肉。而对于同一种类的肉来说，不同部位的肉脂肪含量也不同，可选择脂肪含量低的部位，以减少脂肪摄入。

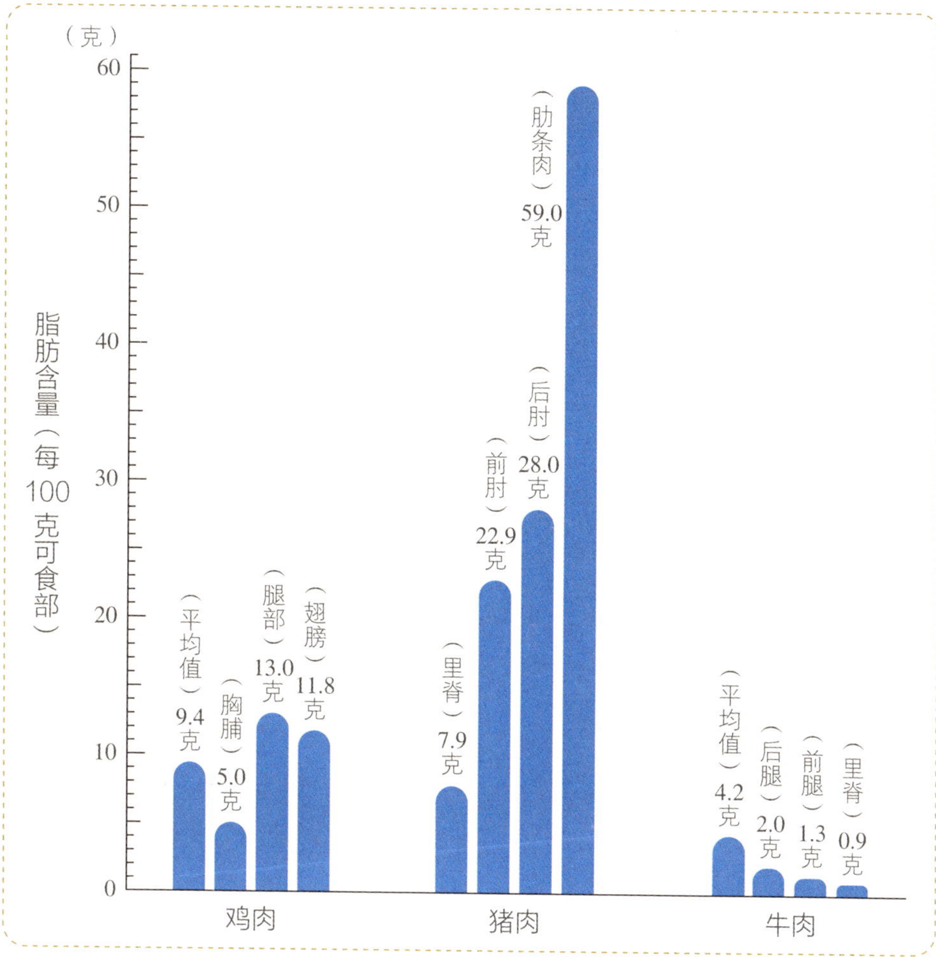

选择少脂的烹调方式

烹调肉类时，建议采用蒸、煮、炖等方式，减少用油。烹调前，还可以先将生肉上看得到的脂肪剔除掉。

另外，肉类在烹饪前可先用开水断生，具体做法为：先将肉按照实际需要切成丁、条、丝、片等形状，再入沸水中焯烫片刻，煮至肉色转白，漂起后捞出即可，这样既可以去除肉中的多余脂肪，也会减少烹制过程中的吸油量。

入口时也要把好关

吃肉的时候，最好把皮和皮下脂肪去掉，炖肉时要将漂浮在表面的油脂去掉。在吃牛排、猪排等大块肉时，为避免吃入过量的肉，可将肉切成小块，这样看起来分量较多，但吃进去的肉量会比吃大块肉少，摄入的脂肪量也相应减少。同时，吃肉类的时候要多搭配一些新鲜蔬菜，以保证营养均衡。

与降压有关的营养素

优质蛋白质：增强血管弹性

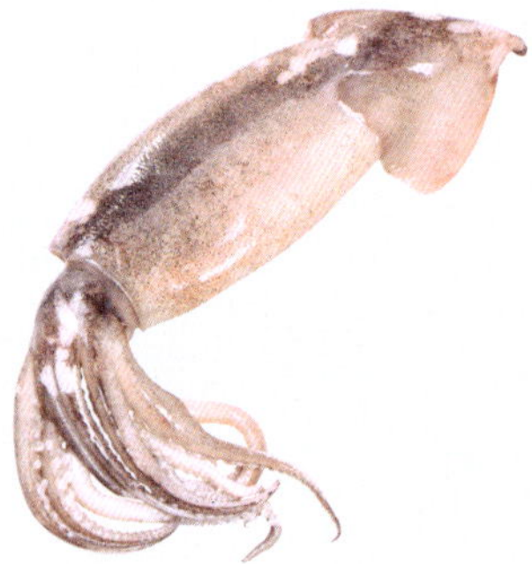

适量摄入优质蛋白质，能增强血管弹性，降低高血压的发病率；即使高钠饮食，只要摄入适量的高质量的动物蛋白，血压也不容易升高。

每天摄入量：1 克 / 千克体重。

优质蛋白质含量较高的食物：鱿鱼、黄豆、花生、牛肉、鸡肉、鲤鱼、鸭肉、鸡蛋等。

ω-3 脂肪酸：舒张血管

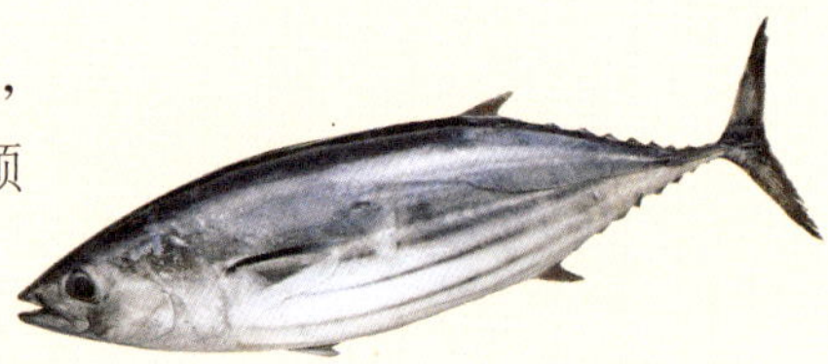

ω-3 脂肪酸可提升体内一氧化氮水平，能更好地舒张血管平滑肌，使血液流通顺畅，从而降低血压。

每天摄入量：800 毫克。

ω-3 脂肪酸含量较高的食物：鲑鱼、金枪鱼、凤尾鱼、鲟鱼、核桃、亚麻籽油、紫苏籽油。

钾：促进钠的代谢与排出

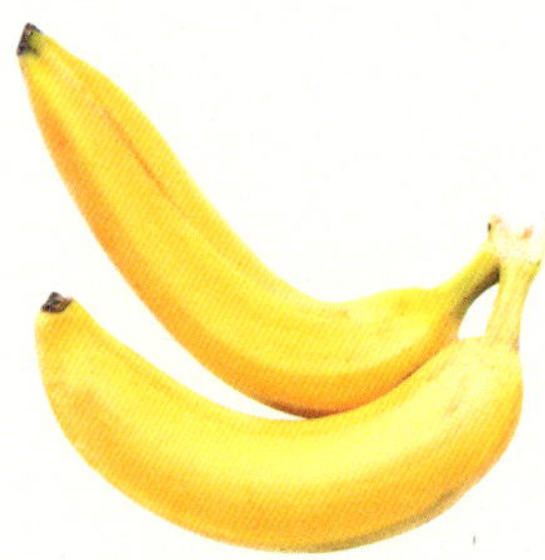

体内钠过量会导致水分潴留，进而产生水肿、血液量上升、血压升高等症状，钾有利于钠的代谢与排出，因此具有调节血压的作用。

每天摄入量：2000～2800 毫克。

钾含量较高的食物：糙米、香菇、杏仁、杨桃、香蕉、桃子、橙子、龙眼、猕猴桃、南瓜、茼蒿、菠菜、空心菜、圆白菜、韭菜、胡萝卜等。

钙：强化动脉，降低血脂

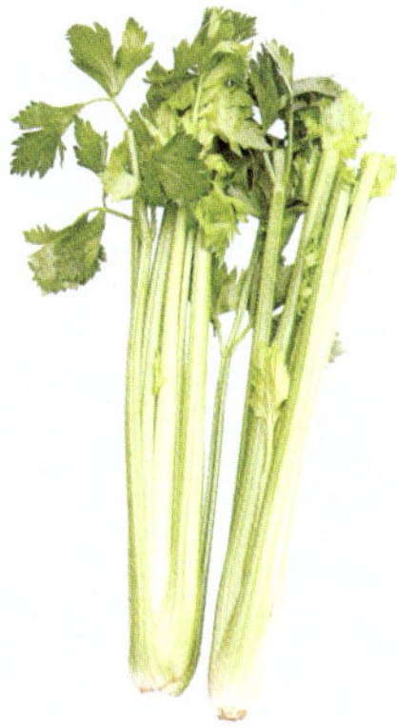

血液中的钙具有降低血脂、预防血栓的作用，同时也可以强化、扩张动脉血管，达到降低血压的功效。

每天摄入量：800 毫克，相当于 800 克牛奶。

钙含量较高的食物：芹菜、菜花、甘蓝、紫菜、黄豆、豆腐、牛奶、酸奶、小鱼干、虾米等。

锌：稳定血压

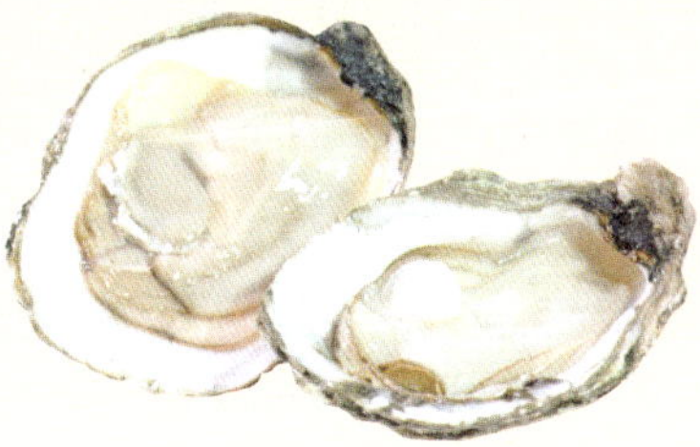

研究发现，人体内锌、镉的比值降低时血压会上升，增加锌的摄入量能防止镉增高而诱发的高血压。

每天摄入量：12~15 毫克。

锌含量较高的食物：蛋黄、牡蛎、虾米、沙丁鱼、泥鳅、黄鳝、无花果、豌豆、紫皮茄子等。

膳食纤维：控制血压升高

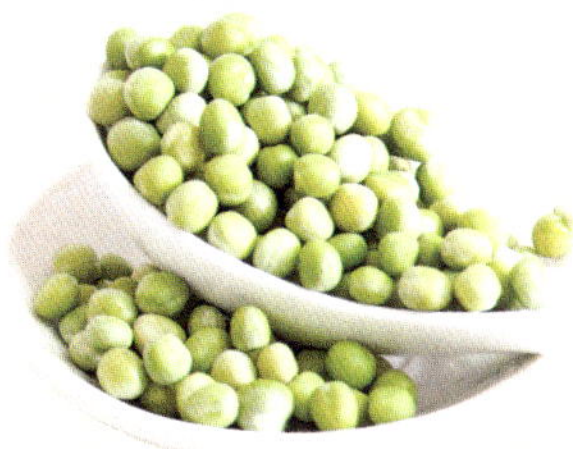

膳食纤维能吸附体内多余的钠盐，促使其排出体外，从而达到降血压的目的。同时，膳食纤维还能防止便秘，减少机体对胆固醇的吸收，减少其在血管壁上的沉积，防止血管硬化，保持血管弹性，这些对于控制血压升高都有重要意义。

膳食纤维含量较高的食物：裙带菜、魔芋、红薯、大豆、豌豆、黑豆、红豆、燕麦、荞麦等。

有助于控制进食量的饮食原则

用小号餐具

进食的碗、盘子过大，甚至装盘的餐具过大，都易使人在不知不觉中吃得更多。

选小号的盘子、小号的碗容易给人一种错觉——装了比实际的量更多的食物；而使用更小的装盘餐具，如饭勺、餐勺，也能避免把盘子、碗堆得太满。

这些不经意的小做法，会让我们在无意识中少吃一些，进而避免摄入过多的热量。

进食速度慢一些，充分咀嚼，可减少进食量

大脑摄食中枢感知饱的信息是需要时间的。作为食物消化的第一道工序，进食过程中吃得太快，咀嚼次数太少，食物在口腔内停留时间短，大脑来不及感知饱的信息，只能由胃的机械感受器来感知，很容易就吃多了。

因此，减慢进食速度，让每一口食物都有充分咀嚼的时间也是控制食量的一个好办法。

食物不宜太精细

食物不宜太精细，这包含两个方面的内容。

一是选择的食物不宜太精细，宜适当增加粗杂粮的摄入。以精米精面为例，其中少了谷类应该有的胚芽、米糠部分，造成纤维素、维生素、矿物质、蛋白质、脂类等营养成分大大减少。同时，精米精面更易于摄取、吞咽，导致人们可以轻易获得大量的碳水化合物。

二是食物烹调时，尽量不要经过太过精细的加工，如蔬菜不要总是切得太碎、太小，甚至制成泥状。因为食物切得越细碎，不仅营养损失严重，同时也减少了牙齿的咀嚼和肠道的蠕动，这都会对血压的控制带来不利影响。

掌握常吃食物的量，心中有数不过量

高血压患者如何才能更好地掌握自己每餐所吃食物的量，以控制好每天的总热量，减少不必要的热量摄入呢？总不能每天都先过秤称一下自己今天饭菜的重量吧？下面就教给大家一些掌握食物用量的简单小方法。

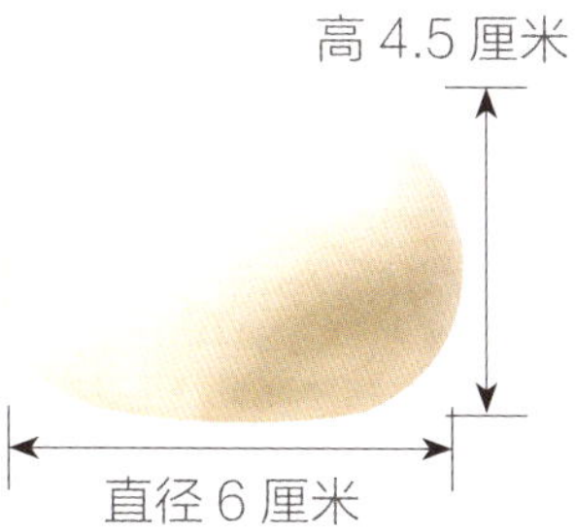

一个直径 6 厘米左右、高约 4.5 厘米的馒头，一般重量在 100 克左右，其热量约为 221 千卡。

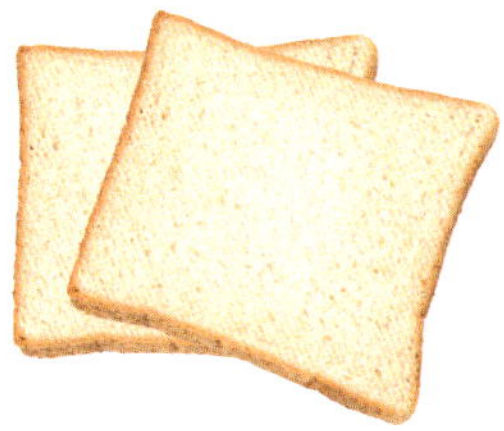

一片全麦面包重量在 25 克左右，所含热量约为 65 千卡。

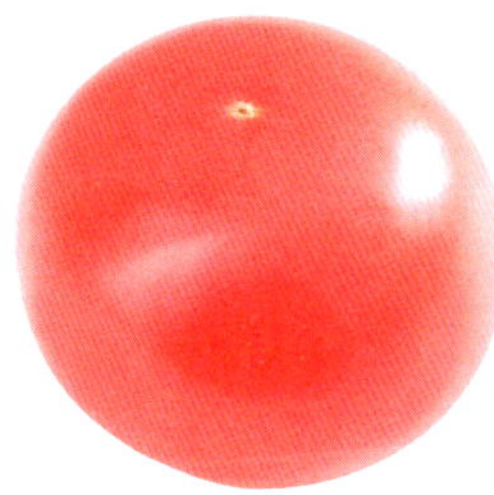

一个中等大小的番茄一般重 150 克。

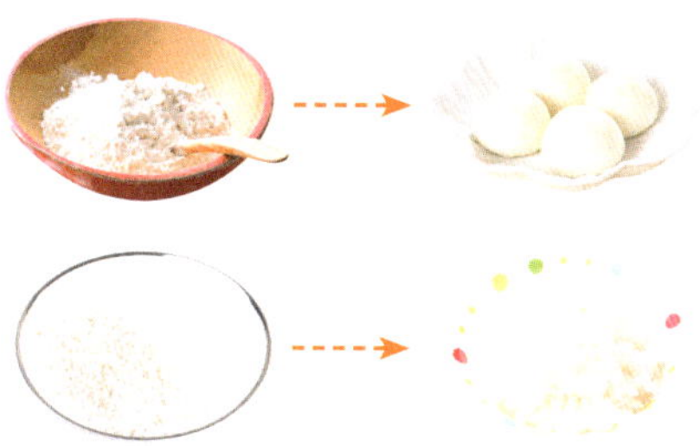

一般来说，100 克面粉加水大约可以蒸出 150 克的馒头，可以做出 130 克湿面条、110 克干面条；而 100 克大米加水大约可以蒸出 250 克的米饭。

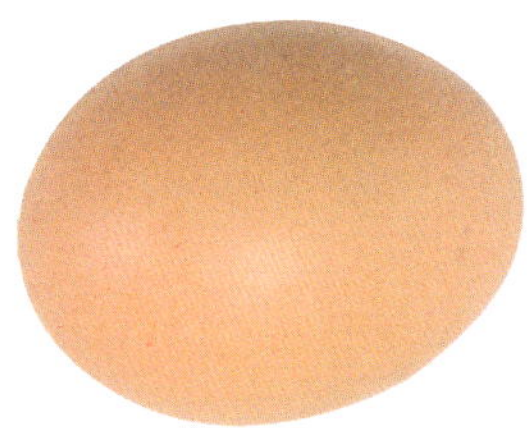

一个鸡蛋一般重 55~60 克，其热量约 80 千卡，而 500 克鸡蛋通常有 8~9 个。

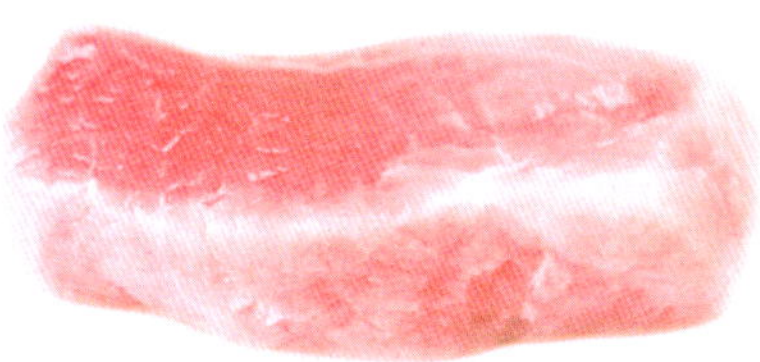

一块与食指厚度相同，与两指（食指和中指并拢）的长度、宽度相同的瘦肉，一般相当于 50 克的量。

每餐按时按量，每顿吃到七分饱

三餐要定时定量，不要总是饥一顿饱一顿，更不要一顿不吃，而下一顿的时候吃到撑。吃饭的最佳状态是按时按点，每餐七分饱。就是在细嚼慢咽吃东西的时候，感觉到饱了，如果继续吃还能吃下，这个状态就差不多是七分饱。

晚餐要少，夜宵能免则免

晚餐少吃、不吃夜宵不仅是控制、减少食量的好办法，同时也是减少健康危害的好习惯。

如果晚餐吃得过饱，必然会造成胃肠负担加重，还可能使部分蛋白质不能被机体消化吸收，在肠道细菌的作用下，会产生有毒物质，加之睡眠时肠道蠕动减慢，相对延长了这些物质在肠道的停留时间，有可能引发大肠癌等多种病症。

夜宵还要少吃，最好是能免则免。因为夜间进食太多、太频繁，会导致肝脏合成的胆固醇明显增多，并且刺激肝脏制造更多的低密度脂蛋白，使体内血脂突然升高，也会给健康带来多方面的不利影响。

外食族，宁可剩饭也别硬撑

都市上班族工作繁忙，午餐天天在外面吃。而这些食物普遍存在高热量、多油、多盐、多糖及少纤维等问题，尤其是一些油炸、油煎、油渍食物，稍吃一些就容易造成热量摄取过多，因此，建议外食族在外就餐时要点小份食物，并且首选膳食纤维含量高的食物，不选煎炸类的食物。另外，如果实在吃不完也不要硬撑，经常进食过量会导致肥胖，不利于血压的控制。

医生悄悄告诉你

可适当加餐，但要减少正餐主食量

为了避免因饥饿影响工作，避免午餐或晚餐因为饥饿而过量进食，可以在上午 10 ~ 11 时和下午 3 ~ 4 时适当加餐，如吃一些水果、几粒坚果或喝一袋牛奶等，但要注意，午餐和晚餐的主食量要相应减少，以免使一天的热量摄入过多。

高钙、高钾、高纤维饮食，血压平稳不窜高

适度高钙有助于保持血压稳定

钙对人体有着多方面的好处，不仅可以使骨头强健有力，软组织也同样需要它；同时，适当的钙还可以保持血压稳定，因为血液中的钙可以强化、扩张动脉血管，同时还可以增加尿钠排泄，减轻钠对血压的不利影响。

富含钙的食品首推奶制品，此外，葵花子、黄豆、花生、核桃、鱼虾、红枣、蒜苗、海带、紫菜等食物也同样是补钙的好选择。

补钙时要注意补充维生素 D

维生素 D 是钙的最佳搭档，也是体内一种重要的代谢调节因子，可以通过调节体内钙离子等的浓度，进而对血压产生影响。反之，维生素 D 缺乏会显著增加患高血压等心血管疾病的危险。因此，在日常饮食中要注意适量多吃一些富含维生素 D 的食物，如海鱼、蘑菇、鸡蛋、瘦肉和坚果等。

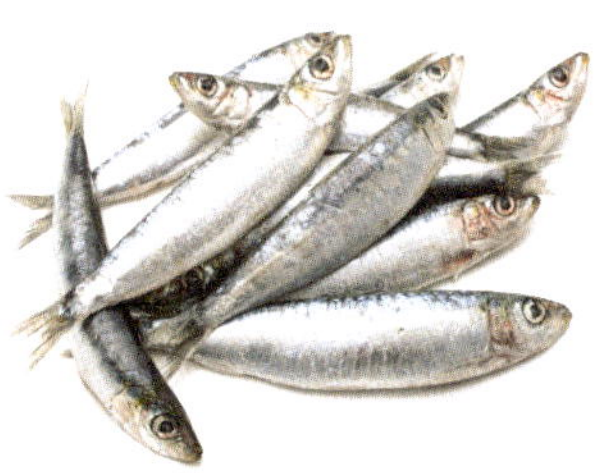

有些饮食习惯会影响钙的吸收

❶ 吃盐太多、吃肉太多。

❷ 长期大量饮用碳酸饮料。

❸ 进食富含草酸的食物会影响钙的吸收，但是菠菜等通过焯水处理可以大大降低草酸含量。

❹ 吸烟、过量饮酒。

医生悄悄告诉你

晒太阳是补充维生素 D 的好方法

人体所需的维生素 D 90% 是通过皮肤接受阳光照射所形成的。因此，多晒太阳，多进行户外活动也就成了机体获取维生素 D 的好方法。一般来说，每天进行 2 小时的户外活动，人体就可以合成一天所需的维生素 D，但是需要注意的是，隔窗晒太阳是无效的，只有让皮肤直接接受阳光的照射才有助于维生素 D 的形成。

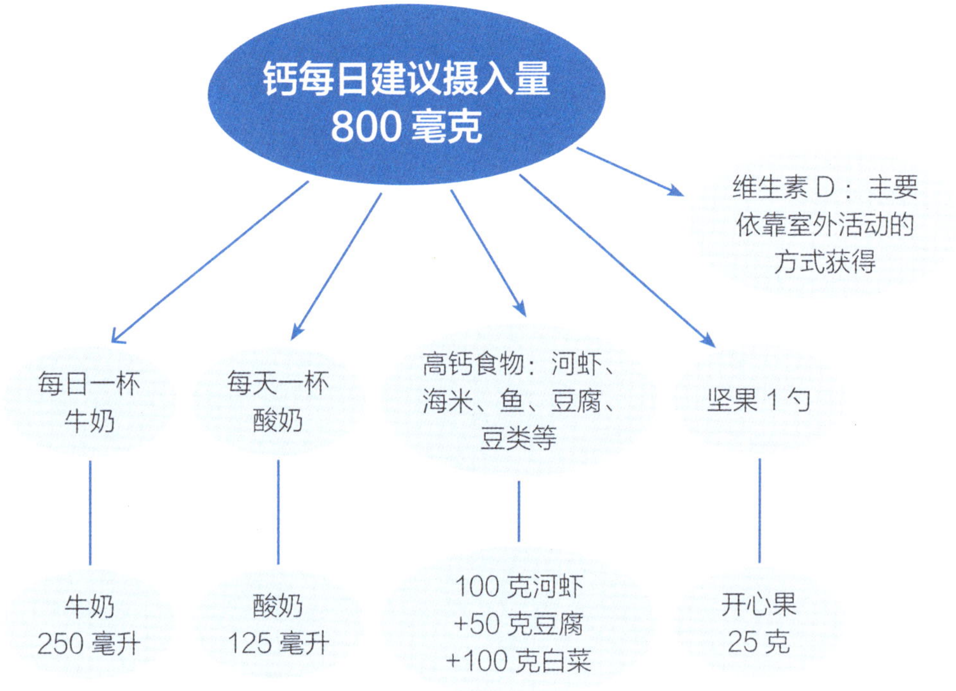

高钾食物促进钠排泄

钾和钠，像是坐跷跷板。钾高了，可以抑制钠的吸收，并促使钠从尿液中排出，降低体内钠含量；同时，还可以对抗钠升高血压的不利影响，对血管有防护作用，有助于减少降压药的用量，避免某些降压药的副作用。

含钾高的食物首推口蘑，此外还有绿茶、紫菜、黄花菜、银耳、香菇、黑木耳、苋菜、油菜、香蕉、花生、大豆、豌豆等。

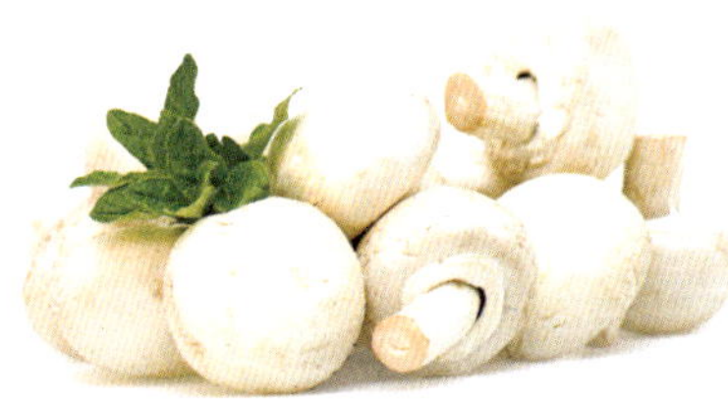

每 100 克口蘑中含有 3106 毫克钾，适合血压较高者食用。

医生悄悄告诉你

高血压患者服药期间更要注意补钾

有些高血压患者出于治疗的需要常常持续服用利尿药和降压药，这样会使其排尿量增多，使钾的流失量增大，易发生低钾血症。所以，处于服药治疗期间的高血压患者更应及时补钾。

摄入高钾食物的注意事项

1	日常饮食中，钾和钠的摄入量以 2∶1 为宜，如果钠的摄入量过高，会导致体内缺钾。
2	有时原材料相同的食物钾含量却不同。例如，一瓶橘子汁中含有大量的钾，但橘子罐头中钾含量却不高。所以，食用时一定要注意。
3	高血压患者在补钾前最好先检查自己的肾功能和血钾，肾功能不全时，钾的排出较慢，故应慎用钾盐。

高纤维饮食可排出体内多余的钠

膳食纤维可吸附肠道内的有害物质，促进排便，促使血压升高的钠离子同样可以被其吸附排出体外。膳食纤维具有调节糖类和脂类代谢的作用，能结合胆酸，避免其合成胆固醇沉积在血管壁，从而防止动脉硬化。此外，膳食纤维还能防止便秘，避免因便秘引起的血压升高。

粗粮和蔬菜、水果是膳食纤维的好来源

粗粮富含膳食纤维，日常饮食不要吃得过分精细，要粗细杂粮搭配食用，比如用全麦粉和小麦粉一起蒸馒头，用豆类和大米混合起来蒸饭煮粥等。

蔬菜，如菠菜、芹菜、油菜等绿叶菜，以及红薯、芋头等薯类，都含大量的膳食纤维。

多吃水果，并且最好在保证食品安全的情况下，带皮食用水果，以增加膳食纤维的摄入。

医生悄悄告诉你

粗粮每天 50~100 克

吃粗粮不是越多越好。对于高血压患者来说，每天的粗粮以 50~100 克为宜，约占总主食量的 1/3，但是不宜超过主食总量的 1/2，因为粗粮吃得过多会出现消化不良、腹胀、腹痛、大便燥结、影响矿物质吸收等问题。此外，胃肠功能差的人，胀气者，缺钙、缺铁、缺锌的人以及消化系统疾病患者不宜吃粗粮。

可以喝果蔬汁吗

用新鲜水果、蔬菜榨的果蔬汁中含有多种维生素和钾、钙、镁等元素，这些营养素对高血压患者来说非常有好处。为了多摄入膳食纤维，果蔬汁最好连同渣一起喝下。

需要注意的是，对于肥胖或超重、血糖不正常的高血压患者来说，不宜喝纯果汁，以免糖分摄入过多，可以蔬菜为主、水果为辅打制果蔬汁，而且要有所限制，不宜长期、大量饮用。

戒烟，小心摄取酒和咖啡因

尼古丁可刺激心脏，导致血压升高

吸烟对血压的影响很大。因为烟草中的尼古丁、烟焦油、一氧化碳、氨及芳香化合物等有害成分会进入体内，长期吸烟会逐步造成内皮细胞受损，心率增快，肾上腺素分泌增加，使血压暂时性升高。此外，香烟中的一些化学成分还有收缩血管等效应，导致血压进一步升高。

对于已经患有高血压的人群来说，烟草还会使机体对降压药物的敏感性明显降低，抗高血压治疗不易获得理想效果。即使加大用药量，治疗效果也往往比不吸烟者差。

戒烟小技巧增加戒烟成功率

1. 为自己安排一些喜欢的体育活动，如游泳、跑步、钓鱼、打球等，既可以缓解压力，又可以转移注意力。

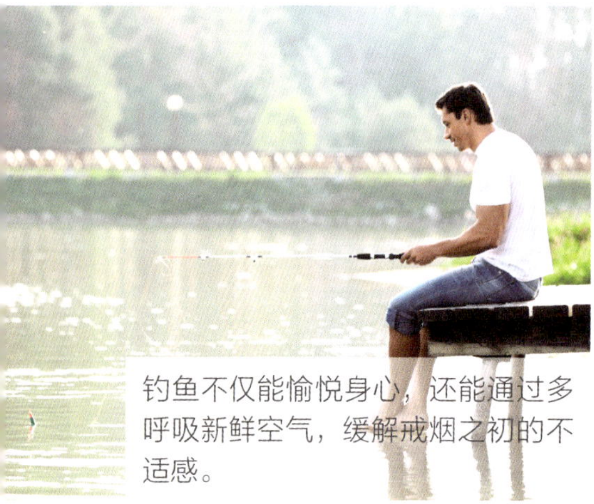

钓鱼不仅能愉悦身心，还能通过多呼吸新鲜空气，缓解戒烟之初的不适感。

2. 丢弃和吸烟相关的东西，如香烟、烟灰缸、火柴、打火机等，避免见到这些就条件反射地想要吸烟，且要远离经常吸烟的场所和活动。

3. 犯烟瘾的时候，可以通过刷牙、吃口香糖、喝水等方式来缓解烟瘾。

4. 感觉头痛头晕、困倦疲劳的时候，简单运动一下，或者躺下休息一会儿。

5. 把戒烟的想法告诉家人和朋友，取得他们的鼓励和支持。

过量饮酒导致血压不稳定，不易控制

饮酒是引发高血压病的危险因素之一，酒不仅会使血压升高，而且增加热量的摄入，还会引起体重增加，降低抗高血压药物的效果，所以高血压患者应远离酒精。

饮酒会导致血压升高

饮酒量与血压水平呈正相关，饮酒越多者，血压水平就越高，尤其是收缩压。资料显示，长期每天饮酒 30 毫升，其舒张压可升高 2 毫米汞柱，收缩压可升高 4 毫米汞柱，高血压的患病率为 50%；每日饮酒 60 毫升，舒张压可升高 2～4 毫米汞柱，收缩压可升高 6 毫米汞柱，高血压的患病率明显升高。

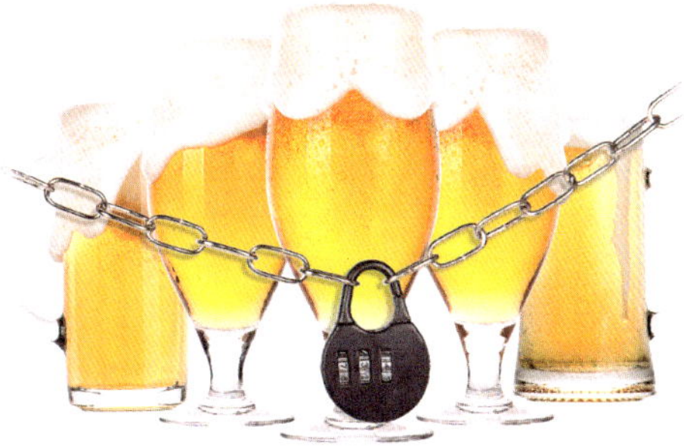

不饮酒对任何程度的高血压患者控制病情都是非常有利的。

过量饮酒很伤肝脏

酒的主要成分是乙醇，而肝脏是乙醇代谢的主要器官，过度饮酒会让肝脏超负荷运转，酒精性肝病是长期酗酒所致的酒精中毒性肝脏疾病，包括脂肪肝、酒精性肝炎和酒精性肝硬化。因此，不饮酒或少饮酒也是对肝脏的一种保护。

喝酒脸红者更易患高血压

长期大量饮酒是一个已知的高血压风险因子，而喝酒脸红的人患高血压的危险则更大。

喝酒后易脸红常见于人体无法分解乙醛的人群。酒精会导致外周血管扩张，减少主要器官的血流量，为此机体可能会产生导致血压上升的某些激素，进而使血压上升。因此，喝酒脸红者更应少饮酒，以防止高血压病的发生。

咖啡因能使血压升高 5～15 毫米汞柱

咖啡因可使血压升高。一般而言，当摄入的咖啡因超过一定的量时会使血压上升 5～15 毫米汞柱，如血压为 120/60 毫米汞柱者，在摄取咖啡因后，可能上升至 135/75 毫米汞柱，这种上升的幅度，对于正常人来说没有大碍，但是对高血压者可能不利。

咖啡因本身能使血压上升，若是再加上情绪紧张，就会产生危险性的相乘效果。有研究显示，在工作压力、情绪压力的作用下，咖啡因会把血压推高至不利于健康的程度，尤其是有家族高血压病史的人，摄取咖啡因后，血压上升最多。因此，高血压患者喝富含咖啡因的饮料要慎重，尤其要避免在工作压力、情绪紧张的时候喝。

血压控制好的人，可以适当喝咖啡

咖啡富含咖啡因，但同时也富含矿物质和抗氧化成分等，咖啡和任何食物一样，都是过犹不及，喜欢喝咖啡的高血压患者可以在血压控制好的前提下适量喝，但需要注意：将每天的量控制在200毫升以内；不要喝太浓的咖啡；不要天天喝。

不宜喝含咖啡因的可乐等高热量饮料

可乐等碳酸饮料中含有咖啡因，而且热量高，任何人多喝都会对健康产生不利影响，高血压患者更不宜喝，否则会增加肥胖、缺钙等风险。

医生悄悄告诉你

高血压患者可以喝茶吗

茶叶中含有咖啡因等物质，能使心率增快，心脏输出量增加而引起血压升高，生活中有些人饮茶后有头晕头痛的反应，可能就是血压升高所导致的。

在各类茶叶中绿茶咖啡因含量最低，茶多酚较多，茶多酚则可以消除咖啡因，因此高血压患者可适当饮一些绿茶，以清淡为好，不要喝浓茶。

水是高血压患者最好的饮料

合理补充水分对于高血压患者来说很重要，因为水分摄入过少会导致血液浓缩、黏稠度增高，容易诱发脑血栓的形成。高血压患者要保证每天喝2500～3000毫升水，清晨起床后最好空腹喝一杯温开水，能促进血液循环，预防血栓。喝水有利于高血压患者维持血压的稳定，但不要一次喝太多的水，也不宜喝过凉或过热的水，尤其是伴有肾脏病、心脏病、水肿的高血压患者要少量多次喝水，温度以不凉不烫为宜，以免导致水分快速进入血液，引发血压急剧升高、头晕、恶心等不适症状。

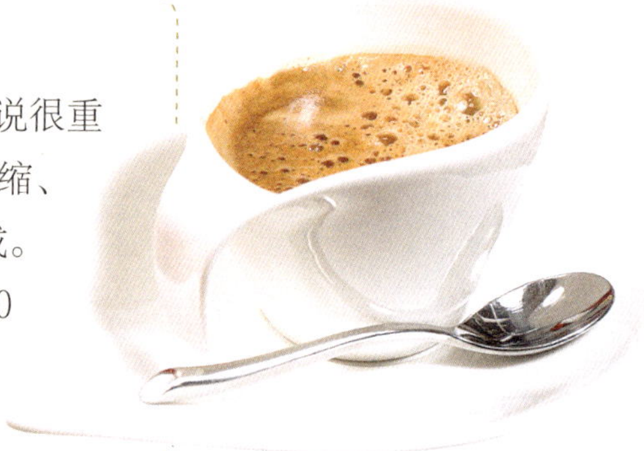

喝咖啡的时候尽量不要添加糖、奶油、巧克力等，以免摄入过多反式脂肪酸，引发肥胖。

偶尔吃了高盐食物，要多补水和钾来“解救”

吃盐过多是导致高血压的一个重要的饮食因素，还会加重肾脏负担，因此在高血压的饮食治疗中低盐饮食是第一要务。

刚开始进行饮食疗法的时候，限盐往往不能一步到位，需要慢慢减少，可以制订一个适合自己的减盐计划，比如以 2 周为限，逐渐将每日的食盐量减至 5 克以下。

但是如果在外进餐或者赴宴的时候，不小心吃了高盐食物怎么办？这就需要掌握一些小技巧，及时挽救。

多喝水

如果吃咸了，细胞内的水分会减少，引起口渴，这时要多喝点白开水，补充细胞内的水分，也可以喝柠檬水，但是不要喝含糖饮料，因为过多的糖分反而会加重口渴。

吃含钾多的蔬菜

蔬菜中钾的含量较高，比如菠菜、黄瓜等，可以促进盐分排出。

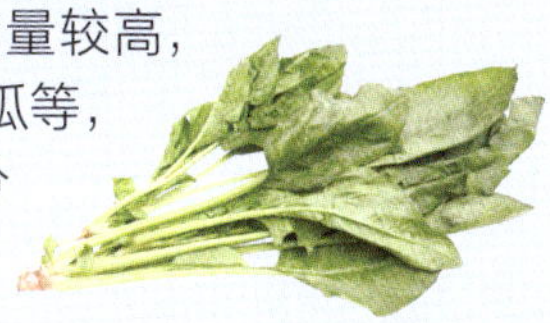

喝不加糖的淡豆浆

豆浆中 90% 以上是水分，而且还含有较多的钾，可以促进钠的排出，但是喝的时候不加糖。此外，豆类钾含量相对较高，也可以喝点红豆汤、绿豆汤来缓解。

适当吃一些含钾多的水果

梨、苹果等水果含钾量较高，吃盐多的时候可以适当多吃一些，以利于排钠。香蕉中钾含量也非常丰富，但是糖分含量也较高，血糖正常者可以食用，血糖高者要少吃。

！一顿吃咸了，接下来的一两天饮食就尽量清淡。而且高血压患者一定要养成低盐饮食的习惯，千万不要吃得太咸！

高油高热量饮食后，要吃点助消化、解油腻的食物

高油脂高热量饮食，也是高血压患者的一个饮食禁忌。但是在特殊的节日里，少不了大鱼大肉，这时高血压患者就要常备一些助消化、解油腻的食物。

橙子	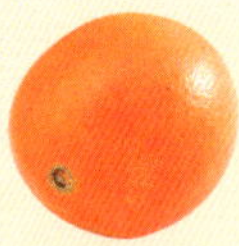	饱食后可以喝一杯橙汁，其所含的有机酸能促消化、解油腻
木瓜	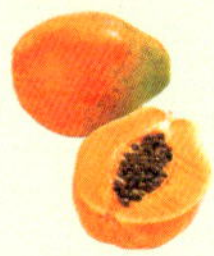	含有独特的蛋白酶，可促进肉类蛋白质的分解，进食较多肉类之后吃点木瓜可防止消化不良
山楂	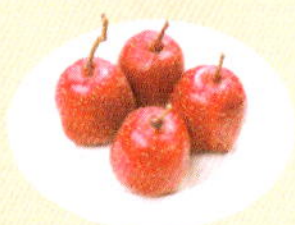	可促进肠蠕动，促进消化，还可以增强胃蛋白酶活性，所含的脂肪酶能促进脂肪分解，可以消食积、助消化，尤其能帮助消化肉类
苹果	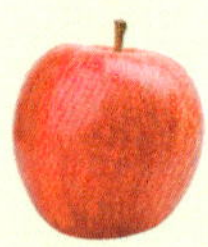	含丰富的膳食纤维，能吸附体内多余的脂肪、油脂等以排出体外
醋		醋可分解体内脂肪，促进糖类、蛋白质等新陈代谢的进行，吃过多的鱼、肉等食物，感到油腻的时候，喝点醋可以助消化
大麦茶	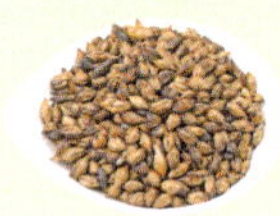	能促进肠蠕动，加快消化速度，减少油腻食物在胃中的停留时间

吃肉之前先吃蔬菜或喝点粥

进餐之前先吃点蔬菜，也可以喝一碗粥，能增强饱腹感，这样胃内留给肉类等高热量食物的空间就小了，自然就吃得少了。

Part 3

制定个性化三餐食谱 稳步降血压

算算每天应该吃多少

第一步：计算每日所需总热量

我们每天从饮食中摄入多少热量，才能既保证身体健康所需，又不至于摄入过多，造成肥胖，增加高血压的危险呢？其实很简单，通过自己的体重来计算自己每天所需总热量即可。

1

确定自己的标准体重应该是多少

首先，按下面的公式算出自己的标准体重。

标准体重计算公式（单位：千克）：

标准体重 = 身高（厘米）－105

2

根据自己的体重计算出自己的体重指数

然后，根据下面的公式算出自己的体重指数。

体重指数（BMI）公式：

BMI= 现有体重（千克）÷［身高（米）^{2}］

得出了上面的指数，可以对照下表来判断自己到底是胖还是瘦。

中国成年人体重指数标准

消瘦	正常	超重	肥胖
<18.5	18.5～23.9	24～27.9	≥28

3

判断活动强度

算出体重指数后，还要确定自己的活动强度，再由此确定自己需要的热量标准。劳动强度一般分为三种情况：轻体力活动、中等体力活动、重体力活动。

活动强度级别	分级参考标准
轻体力活动	基本坐姿工作，如办公室工作
中等体力活动	基本直立工作，如农田劳动
重体力活动	负重体力劳动，如建筑工人

4

查出每日每千克标准体重需要的热量

不同活动强度下热能需要量

活动强度级别	消瘦（千卡/千克）	正常（千卡/千克）	肥胖（千卡/千克）
轻体力活动（如办公室工作）	35	25~30	20~25
中等体力活动（如农田劳动）	40	35	30
重体力活动（如建筑工人）	40~45	40	35

5

计算每日所需总热量

下面就以标准体重 55 千克、轻体力活动为例，计算一下每天应该摄入的总热量是多少。

标准体重（千克）× 每日每千克标准体重需要的热量（千卡）= 55 ×（25 ~ 30）= 1375（约 1400）~ 1650（千卡），每天所需热量取中间值 1500 千卡。

第二步：“90 千卡”为一份，看看每天要吃多少份

将食物细分成 8 类，以 90 千卡热量为一份，不同食物所需的量是不同的，掌握了这一标准，就可以此标准来进行食物交换。具体食物的份量如下（重量均以生重计）。

类别	重量/克	食品
谷类	25	大米、小米、玉米等
		高粱米、薏米、绿豆、红小豆、黑豆等
		面粉、挂面、荞麦面等
	200	带棒鲜玉米
豆类	25	大豆（黄豆）
	50	干豆腐
	100	水豆腐
	200	内酯豆腐
奶类	160	鲜牛奶、鲜羊奶等
	120	酸奶
	25	脱脂奶粉
	20	无糖奶粉
鱼虾类	80	金枪鱼、黄花鱼、泥鳅、鲤鱼等
		黄鳝、沙丁鱼、带鱼等
		鲫鱼、虾、牡蛎等
		鲜贝、甲鱼等
肉蛋类	70	鸡肉、鸭肉、羊肉、牛肉、鸽肉、兔肉等
		鸡蛋、鸭蛋、鹌鹑蛋等
		动物肝、猪小排等

类别	重量/克	食品
蔬菜类	500	白菜、菠菜、韭菜、油菜、芹菜、冬瓜、黄瓜、茄子、茼蒿、苦瓜、鲜蘑、番茄等
	400	青椒、冬笋、菜花等
	350	南瓜、胡萝卜等
	250	洋葱等
	100	土豆、红薯、山药、藕、芋头等
水果类	200	梨、苹果、橘子、李子、猕猴桃、葡萄、桃
	300	草莓
	500	西瓜
	150	柿子、香蕉、鲜荔枝、山楂
油脂类	10	花生油、豆油、玉米油香油、菜籽油、色拉油
	15	花生、葵花子、核桃仁松子、榛子

第三步：确定三大营养素合理配比

蛋白质、脂肪和碳水化合物均能给机体提供热量，统称三大营养素。当人体内三种营养素摄入量都适当时，各自的特殊作用可发挥出来，并可起到互相促进和保护的作用，这种情况称为能量 - 营养素平衡。

三种营养素提供的热量比例

根据高血压患者每日膳食中三大生热营养素的生热比例，计算出三大营养素的供能比例。

碳水化合物应占全天摄入总热量的 50%～65%；

蛋白质应不多于全天摄入总热量的 15%；

脂肪不能超过全天摄入总热量的 30%。

三种营养素需摄入的量

确定了各自的热量比例后，用各比值分别乘以日需总能量，就可得到三种营养素各自所需的量，用各自的这个量乘以各自的产热率计算出具体食物的量。

例如，以日需要热量 1500 千卡为例，蛋白质分配为 15%，脂肪分配为 20%，碳水化合物分配为 65%。那么，每日需摄入的三大营养素的量为：

蛋白质：1500×15%÷4=56.25（克）

脂肪：1500×20%÷9=33.3（克）

碳水化合物：1500×65%÷4=243.75（克）

三种营养素比例失调危害大

体内的三种营养素摄入比例不是一成不变的，但也要保持相对均衡，不宜超过太多，否则就会对身体健康带不利。

其中，当膳食中碳水化合物过多时，热量比例会增高，易造成体重增加，加重消化系统和肾脏的负担，并影响其他营养素的摄入；当膳食中脂肪摄入过高时，易引发肥胖、高血压和心脏病；当膳食中蛋白质摄入过高时，会影响蛋白质功能的发挥，造成蛋白质浪费，同时加重肾脏负担。

医生悄悄告诉你

三种营养素的产热率

三种产能营养素在体内实际产生的能量为：

1 克碳水化合物→4 千卡；

1 克脂肪→9 千卡；

1 克蛋白质→4 千卡。

第四步：早、中、晚三餐以 3 : 4 : 3 的热量比分配

了解了三大营养素的热量配比后，高血压患者还需要了解一下一日三餐中每一餐的热量分配。把控到每一餐的饮食热量配比才更有利于血压的控制。

一日三餐的热量分配

营养学家们的研究成果表明，一日三餐最合理的热量分配比例为 3：4：3，具体的分配方案是：早餐占当天总热量的 25%～30%；午餐占 30%～40%；晚餐占 30%～35%。这是符合正常健康人一天生理活动中热量需求的，大体上也适合高血压病患者。

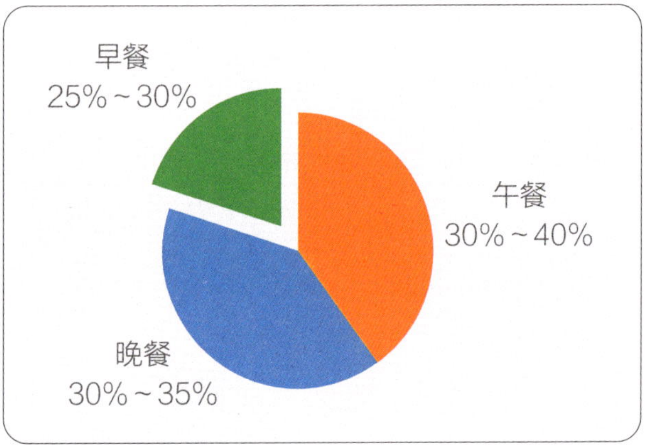

一日三餐的营养需求

碳水化合物应占全天摄入总热量的 50%～65%，蛋白质应不多于全天摄入总热量的 15%，脂肪的摄入量不能超过全天摄入总热量的 30%，胆固醇每天限制在 300 毫克以内。每天蔬菜的食用量为 400～500 克，水果的食用量为 200 克。

早、中、晚三餐中所需的营养素的量

以每天摄入 1500 千卡的热量为例，其中每天碳水化合物适宜摄入的量为 243.75 克，每天脂肪应摄入的量为 33.3 克，每天蛋白质应摄入的量为 56.25 克，则早、中、晚三餐每餐所需要摄入的三种营养素的量如下。

单位：克

类别	早餐	中餐	晚餐
碳水化合物	243.75×30%=73.13	243.75×40%=97.5	243.75×30%=73.13
脂肪	33.3×30%=9.99	33.3×40%=13.32	33.3×30%=9.99
蛋白质	56.25×30%=16.88	56.25×40%=22.5	56.25×30%=16.88

早餐要“全”，避免清晨高血压

早餐品种丰富，营养均衡

早餐是一天中最重要的一餐，对高血压人群来说更是如此。早餐不能只看重数量而无质量，不仅要吃，还要吃饱、吃好。这里的饱不能只是生理上的，更要保证营养上的“饱”——营养均衡。

一顿营养丰富的早餐应该包括主食、肉类、鸡蛋、牛奶、豆浆等蛋白质类食物，以及新鲜蔬菜和水果。

医生悄悄告诉你

营养早餐搭配技巧

选择主食或粥时，尽量搭配一些膳食纤维含量高的粗杂粮；吃了主食后再喝牛奶或豆浆，有利于钙的吸收；肉食可以直接吃一些提前炖煮好的熟食，但应优先选择未经过度加工的瘦肉，以减少盐和添加剂的摄入；蔬菜不必太多，但不宜缺少；早餐吃些水果，可以为一天提供良好的营养开端。

保证能量供给

早餐中除了要注意各种营养素的供给外，也要注意能量的供应，一般来说，早餐的热量应占全天总热量的25%~30%。

宜软不宜硬，干稀都要有

清晨，人体的脾脏还处于困顿、呆滞的状态，常常胃口不开、食欲不佳，尤其是老年人。因此，早餐不宜进食油腻、煎炸、干硬以及刺激性大的食物，而宜多吃易消化的温热、稀软食物，如热牛奶、热豆浆、汤面、馄饨、鸡蛋羹等，最好能喝点粥。

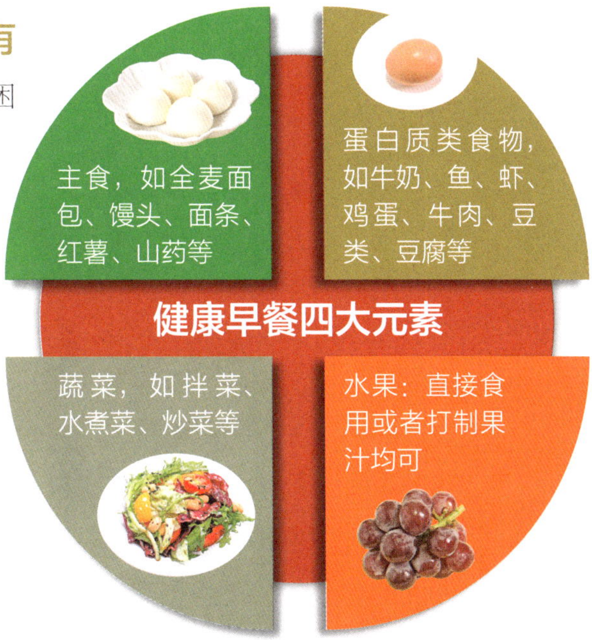
主食，如全麦面包、馒头、面条、红薯、山药等
蛋白质类食物，如牛奶、鱼、虾、鸡蛋、牛肉、豆类、豆腐等
健康早餐四大元素
蔬菜，如拌菜、水煮菜、炒菜等
水果：直接食用或者打制果汁均可

少一些精细主食，多些杂粮

现代人的饮食往往都吃得太过精细，不管是精白粉做的馒头、饼、面条等面食类，还是精白米做的米饭、大米粥等，经过一道道的加工程序后都会损失许多营养成分，长期单一摄入精细主食容易导致体内某些营养成分摄入不足，造成免疫力下降。

在饮食中适当增加一些杂粮，有助于补充多种营养素，增强机体抵抗力，预防慢性疾病。

现代研究发现，杂粮富含膳食纤维、维生素和矿物质等，能为机体补充多种营养。不同类型的杂粮还各有功效，比如表皮红色、紫色、黑色的富含花青素，黄色的能补充类胡萝卜素等。

变着花样喝杂粮粥，促进脂肪代谢

喝粥是我国人民的传统养生方式，且粥具有原料多、营养全、黏软细烂、好消化等特点，因而一直深受人们的喜爱。

高血压人群喝粥时，最好多加入一些杂粮，因为杂粮中不仅富含膳食纤维，而且各种杂粮中往往还含有其特色营养，如燕麦中富含 β - 葡聚糖，荞麦中含有亚油酸，小米中含有色氨酸，这些成分对于高血压患者都非常有好处，因此不妨平时经常适量喝一些杂粮粥。

杂粮粥怎么喝

既然是杂粮粥，就一定要遵循以“杂”为主的原则，这个“杂”主要体现在以下两点。

一是选料宜杂，可根据不同杂粮所含的营养及个人需求进行搭配。

二是要经常变换花样，不要只喝一种杂粮粥。

因此，建议高血压患者在熬粥时，不妨每次选取 1～2 种谷物类食材、1～2 种杂豆类食材，再搭配上些红薯、南瓜、胡萝卜等，种类多些，颜色就多些，营养也会更丰富。

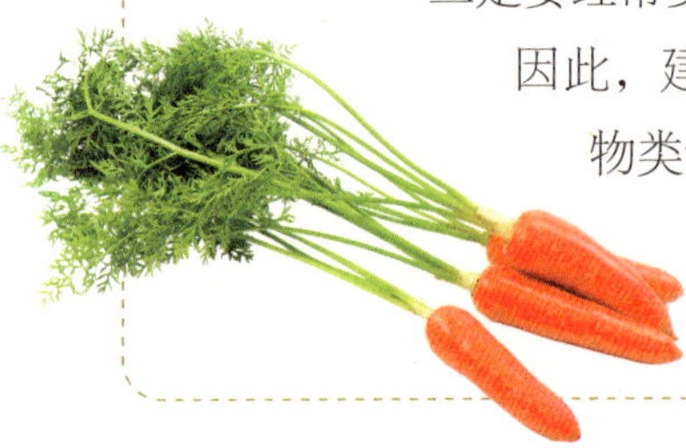

午餐要“杂”，稳定血压降血脂

午餐品种要丰富

上班族往往没有太多时间做一顿丰富的午餐，甚至更多的都是直接在外面解决，因此很多人会草草解决午餐，如只吃一碗面条，甚至是吃点零食和水果简单对付一下。

面条当午餐确实方便，但蛋白质、脂肪摄入量不足，矿物质、维生素等营养素更是缺乏；以零食和水果当午餐其营养可能更少。这种吃法不仅会使机体的营养需求得不到满足，还会影响晚餐，使晚餐吃得更多，打破了一天的营养和热量需求平衡。

米饭中掺入杂粮、蔬菜

主食在膳食结构中具有重要地位，吃足够的主食对维持膳食平衡及合理营养具有重要意义。其中，米饭是大部分人每天都离不开的主食，但是其营养成分相对单一，而且较为单调。

如何给自己一个更加丰富的午餐主食呢？一个好办法是，在米饭中掺入一些杂粮或蔬菜，其营养价值就会提高很多，而且还可增强控压作用。

每天做饭时，加入一把糙米、燕麦、小米、黑米、红小豆、红薯或芋头等其他谷类、豆类、薯类，当然也可加入橙色的胡萝卜、黄色的玉米粒等其他自己喜欢的一些食材，粗细搭配，不仅富含膳食纤维、矿物质等营养素，色泽、口感也会更丰富，更诱人食欲，同时还有降低胆固醇、降低餐后血糖、减少心脏病发作和脑卒中概率等作用。

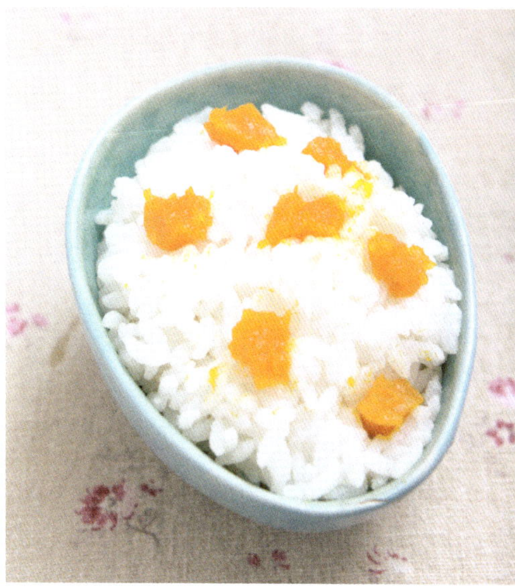

午餐的米饭中适量加入一些豆类、薯类或芝麻等杂粮，不仅可以改善纯米饭的单调乏味，同时也使营养成分更丰富，增加了降压功效。

选择高膳食纤维的蔬菜帮助排钠

膳食纤维对人体有着多方面的作用：首先，可以调整糖类和脂类代谢，进而防止血压上升；其次，还能与胆盐结合，避免其合成为胆固醇沉积在血管壁上而升高血压；此外，还有助于促进钠的排出，降低血压。

人们一般都在午餐中摄入了最多的热量、脂肪和盐分，为了避免这些成分长时间在体内滞留，就需要摄入适量膳食纤维。建议午餐中不妨多选择一些海带、山药、洋葱、香菇、芦笋、芹菜等高纤维蔬菜。

吃点菌菇，营养又降压

研究发现，菌菇中含有多种营养成分，尤其是酪氨酸酶，对降低血压很有好处，可以说是高血压患者的天然降血压食品。如香菇中含有丰富的钾、钙等，还含有核糖类物质，可抑制肝脏内胆固醇的增加，促进血液循环；金针菇中赖氨酸的含量特别高，含锌量也比较高，同时也是一种高钾低钠食物，特别适合高血压患者、肥胖者和中老年人食用。此外，平菇、猴头菇、杏鲍菇等也含有很多营养成分，在午餐中适量加入，不仅有助于丰富我们的午餐，同时也是降压的好选择。

最适于高血压人群的四大烹调方式

清蒸

最能保持食物的原汁原味、保留食物营养。

煮炖

煮炖是将处理好的原料放入足量汤水中，至原料成熟时再出锅。这种烹调方法比较温和，水分不易流失，对营养素的损害比较小，但是必须控制好火候。

凉拌

新鲜的蔬果富含纤维素和维生素 C。不经过加热生吃，或在加热后使其冷却，再加入调味料的烹调方法，可更好地保存食材原有的营养成分，同时也可减少油脂的摄取量。

炒、爆、熘

挂糊或上浆是炒、爆、熘这些烹饪方式中重要的工序。原料表面裹上稀薄的蛋清和淀粉，与热油接触以后，表面形成一层保护膜。且加热时速度快、时间短，其中的水分、风味物质和营养素不易损失，可使菜肴鲜嫩。

晚餐要清淡，保护血管

晚餐原则：宜简不宜丰，清淡易消化

“早餐吃得像皇上，午餐吃得像平民，晚餐吃得像乞丐”，这是现代人对一日三餐饮食原则一个很好的总结。

晚餐吃得过多，消耗不掉的营养就会在体内堆积，造成肥胖；同时，还会对睡眠不利，易导致消化不良和失眠。因此，晚餐要简单、清淡、易消化。

晚餐应吃得简单些，且不应吃得过饱，一般来说，晚餐所摄入的热量应控制在全天摄入总热量的30%以下。

晚餐宜清淡、易消化，不要太丰盛，以富含维生素和碳水化合物的食物为主，并多摄入一些新鲜蔬菜，尽量减少蛋白质、脂肪类食物的摄入。

医生悄悄告诉你

晚餐大快朵颐危害多

晚餐时大吃一顿，热量堆积过多，第二天的早餐和午餐就没有了胃口，然后等到晚上再大吃一顿，如此恶性循环，机体新陈代谢速度减慢，开始分解肌肉而不是脂肪来提供热量。

长此以往，很多疾病便会找上门，最常见的有肥胖症、血脂异常、高血压、糖尿病、冠心病、急性胰腺炎、肠癌、尿道结石、神经衰弱等。

所以，晚餐要少吃，七八分饱即可，这样才能远离疾病。

凉拌菜或生拌菜是晚餐的好选择

高血压患者的饮食原则是清淡、少盐，尽量减少油脂的摄入，尤其是晚餐。营养专家建议，高血压患者晚餐可以试试凉拌菜或者生拌菜，不仅能使人胃口大开，同时能确保营养均衡摄入。

适合凉拌、生拌的菜往往气味独特清新，口感爽脆，生食或焯烫后即有诱人香气，加少量调味料调拌后，不仅清淡、少盐，降低了油脂的摄入，而且营养丰富。

黄瓜、柿子椒、白萝卜、生菜、大白菜这些蔬菜，生食口感脆嫩、甘甜，通常洗净刀切后，即可直接调味拌匀食用。黄瓜富含多种维生素，同时有较好的利尿作用，生食更有利于营养成分的吸收利用；柿子椒和白萝卜含丰富的维生素C，有助于增强机体免疫功能，提高抗病能力；生菜中富含莴苣素及多种维生素，有消脂、降低胆固醇的作用，有利于血管健康。

晚餐少肉食，以避免血压猛然上升

晚餐过多进食肉类，不但会增加肠胃负担，影响睡眠，还会使血压上升。人在睡觉时血流速度大大减缓，若血脂较高，大量脂质成分就会沉积在血管壁上，引起动脉粥样硬化，更易患上高血压。研究资料表明，晚餐过多进食肉类的人，比经常进食素食的人血脂一般要高2～3倍，而患高血压、肥胖症的人如果晚餐爱吃荤食，危害则更大。

因此，晚餐一定要少吃肉食，以富含碳水化合物的食物为主，尤其应多摄入一些新鲜蔬菜，尽量减少蛋白质、脂肪类食物的摄入。

粗粮细作好消化，不胀气，促睡眠

晚上吃一些在消化过程中会产生较多气体的食物，会让人产生腹胀感，影响睡眠。产气食物主要是各种豆类。豆类所含的低聚糖被肠道细菌发酵，能分解产生一些气体，进而引起打嗝、肠鸣、腹胀、腹痛等症状。此外，土豆、芋头、玉米、香蕉、面包、柑橘类水果和添加木糖醇（甜味剂）的饮料及甜点等，也最好少吃。

加餐的食物选择

水果

苹果、香蕉、猕猴桃、橘子、西瓜、梨、火龙果、红枣、樱桃、桃子、荔枝、草莓

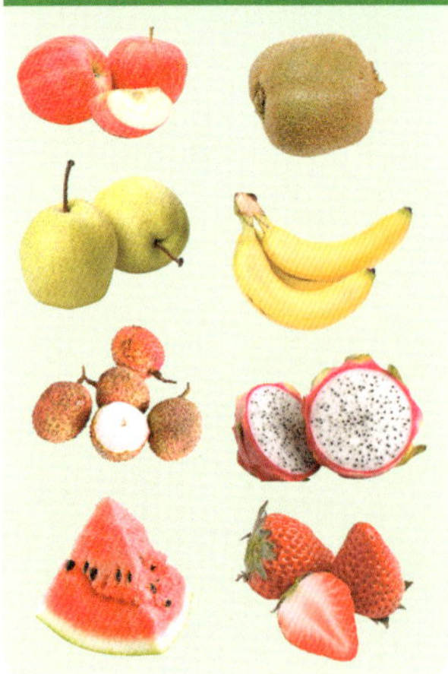

坚果

葵花子、花生、核桃、南瓜子、开心果、杏仁、腰果

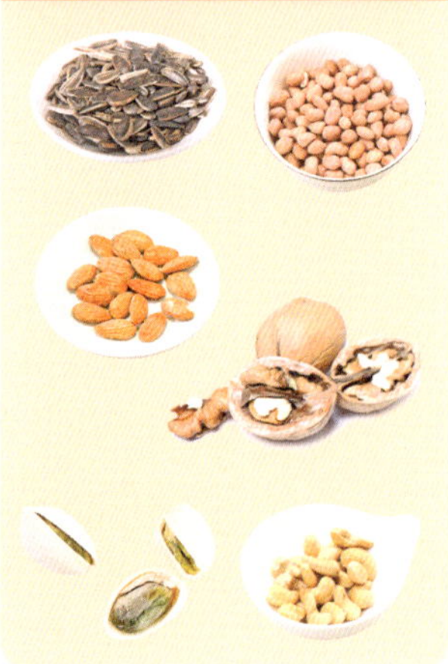

其他

牛奶、豆浆、全麦面包

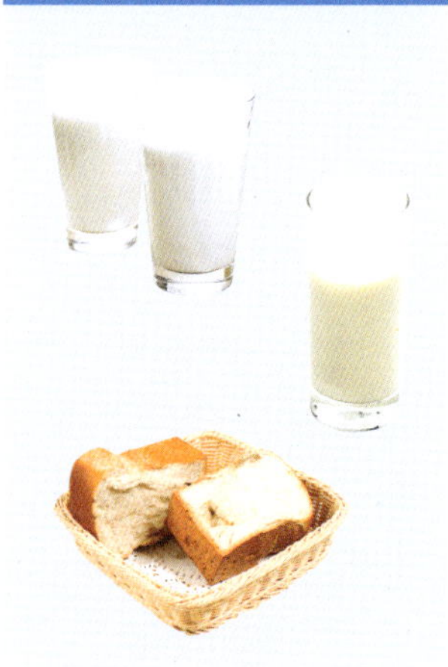

Part

4

什么都能吃 关键是怎么吃

五谷主食怎么吃

每天摄入 200~300 克

膳食中有足够的主食，才能避免摄入过多的含动物性脂肪的食物，避免出现能量过剩和脂肪过多的情况。

主食在膳食结构中应占主要地位。根据《中国居民膳食指南（2022）》建议：成年人每天应摄入的主食量应在 200～300 克。

全谷物和杂豆类 50~150 克

未经过精细加工的糙米、全麦面粉等全谷物，以及玉米、高粱、燕麦、小米、薯类、豆类等杂粮，热量密度相对较低，但其营养价值较高，富含蛋白质、膳食纤维及矿物质、维生素等，在日常饮食中应注意适量摄入。

五谷杂粮虽好，但也不能拒绝细粮，只吃粗粮也是不健康的。因为粗粮中的膳食纤维和植酸可能干扰某些矿物质（如铁、锌、钙）的吸收，且粗粮中某些维生素和蛋白质的生物利用率较低，长期过量食用粗粮可能会导致营养不良。

根据《中国居民膳食指南（2022）》的建议，成年人每天适宜摄入的全谷物和杂豆为 50～150 克。

此外，日常饮食中要注意粗细搭配或粗细粮轮流食用，这样才能使粗细粮中的营养成分互补，以满足机体需要。

医生悄悄告诉你

豆类有助降低胆固醇的不良影响

研究发现，豆类食物富含膳食纤维，每天定量吃一些豆类食物，可降低胆固醇对身体的不良影响，使血液中的坏胆固醇（低密度脂蛋白胆固醇）含量降低 5%。尽管 5% 看起来似乎效果不大，但长期下来效果会更明显。

此外，豆类也可协助他汀类药物发挥作用，降低胆固醇对血管的伤害，有助于维持身体健康。

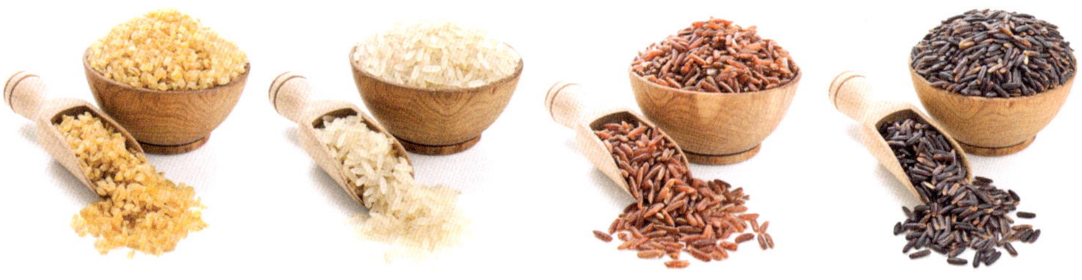

红小豆、绿豆、芸豆、扁豆、黑豆等杂豆类中钾的含量十分丰富，钾可以促进体内钠元素的排出，有利于高血压患者血压的控制；在日常食用时，可以搭配稻米、燕麦、小米、玉米等谷类食物做成五谷米饭、八宝粥等，都是较好的吃法。

此外，豆腐中钙和镁的含量也较高，高血压患者每天也应适当食用。

多种颜色搭配吃

五谷杂粮颜色丰富，有黑、红、黄、绿、白，我们在日常饮食中也要注意多种颜色的五谷一起搭配着吃。

一般来说，每次搭配 2~5 种最适宜。如高粱和大豆都属于杂粮，两者可以搭配红小豆一起食用；绿豆清热利尿，白色的大米、薏米可以润肺清热，可以搭配食用；小米色黄，常食能补脾益胃，同样是黄色的玉米也可以补益脾胃，与大米搭配食用，效果会更好；而红色的红米、红小豆、枸杞子、红枣等富含铁，搭配食用补血的功效会大大增强。

如果主食中加油、盐，炒菜时就要少放

高血压患者食用主食时还要注意一个问题，有些主食的加工过程中往往会加入油和盐，如各种饼类、包子、花卷、炒面、炒饼、炒饭等，其中所含的油、盐量也不宜忽视。

如果做面食时加了一定数量的油、盐，那么在菜、肉类烹调过程中就要注意减去这部分的油、盐用量，以控制油盐摄入量。

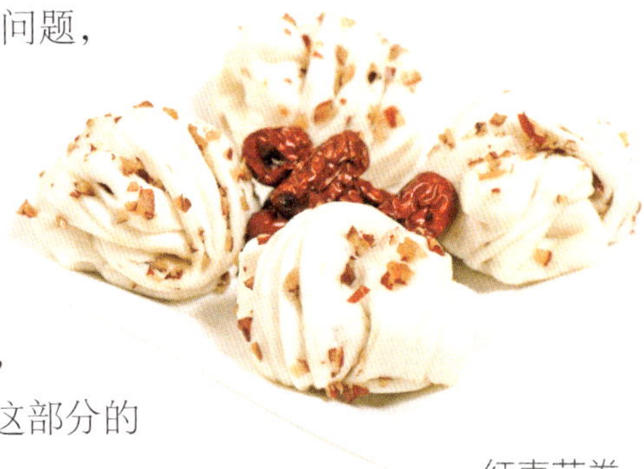

红枣花卷

高血压患者如何吃发酵面食

发酵面食如馒头等主食在制作时常会添加食用碱，高血压患者如果经常食用这类面食，会在无形中增加钠的摄入量，对血压控制不利。在制作发酵面食时，可改用酵母来代替食用碱，以减少钠摄入，同时也能保证面食的营养价值。

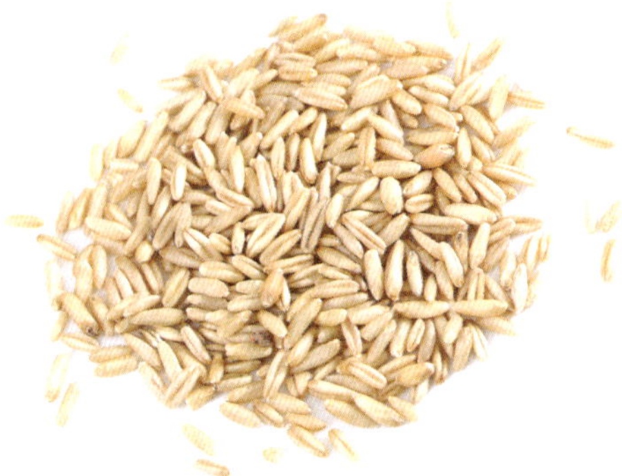

燕麦

排出多余钠，降低血清胆固醇

每天推荐量：40 克

最佳食用时间：早餐

（每 100 克可食部的含量）

热量	脂肪	蛋白质	碳水化合物	钠	钾
338 千卡	0.2 克	10.1 克	77.4 克	2.1 毫克	356 毫克

降压功效

燕麦含有丰富的膳食纤维，能帮助吸附体内的钠，将多余的钠排出体外，从而降低血压；还含有亚油酸，可维持血流畅通，降低血压。

燕麦能降低血液中胆固醇与甘油三酯的含量，可起到调脂减肥的功效，预防高血压合并血脂异常。

医生悄悄告诉你

燕麦这样吃更降压

燕麦有抑制血糖上升的作用，烹制含淀粉较多、容易升高血糖的大米、面粉等食物时，加入些燕麦一起烹制食用，对于减少餐后血糖上升有较大的帮助。

燕麦中的 β－葡聚糖是水溶性纤维，煮食会大大增加 β－葡聚糖的溶出，促进机体对其更好地吸收和利用。

百变搭配

- **燕麦＋大米** 抑制血糖上升。
- **燕麦＋虾** 促进牛磺酸的合成。

满分吃法

购买纯燕麦片：市场上的麦片有多种，有的是各种麦片混合而成，以选择纯燕麦片最为理想，因为它是以 100% 的燕麦为原料制作加工而成。

不宜久煮：即食燕麦片可用开水冲泡，也可以煮食，且煮食更有利于营养成分的析出，但要注意烹煮的时间不宜过长。

做饼：燕麦除可煮粥外，还可用燕麦粉与土豆粉做成土豆燕麦饼，煎制、焙烤或煮食都是不错的选择，风味和口感都很好。

食谱范例

豆浆麦片粥

及时补充钾元素

2 人份

早餐☑ 午餐☑ 晚餐☑

材料 黄豆 60 克，燕麦 40 克。

调料 白糖 5 克。

做法

1 黄豆用清水浸泡 10～12 小时，洗净；燕麦洗净，浸泡 4 小时。

2 把浸泡好的黄豆倒入全自动豆浆机中，加水至上、下水位线之间，煮至豆浆机提示豆浆做好，盛出。

3 将燕麦加适量清水放入锅中煮熟，再加入豆浆略煮即可。

功效揭秘

燕麦中的膳食纤维能吸附钠；豆浆含钾，能促进钠的排出。两者搭配做粥，能扩张血管，降低血压，同时增强食欲。

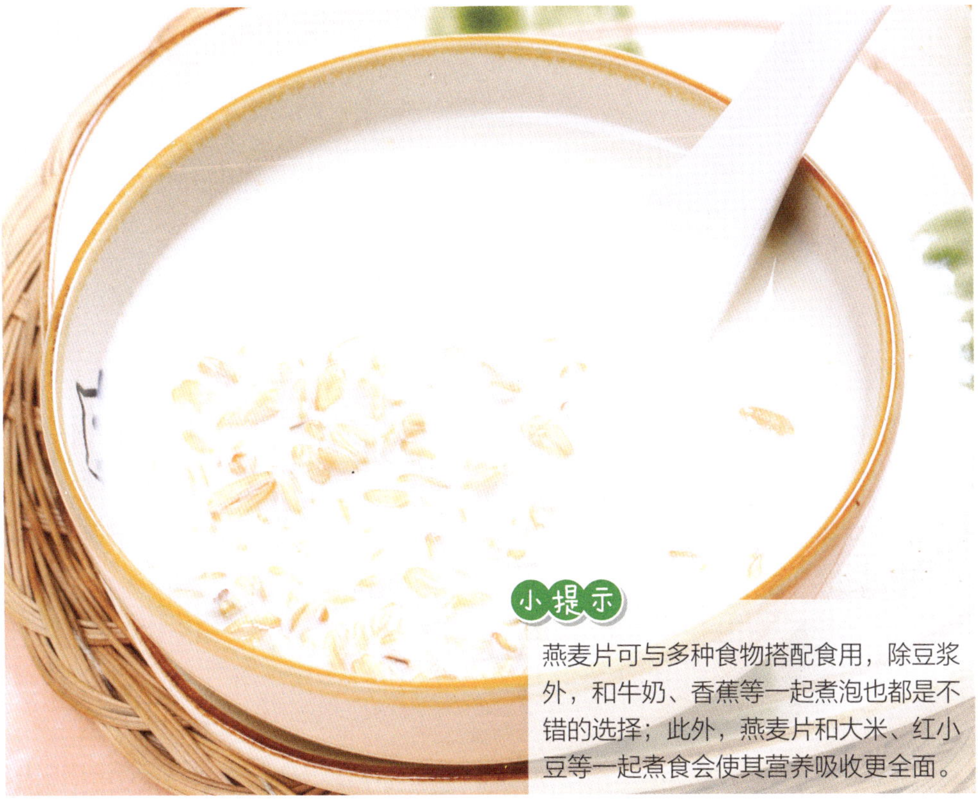

小提示

燕麦片可与多种食物搭配食用，除豆浆外，和牛奶、香蕉等一起煮泡也都是不错的选择；此外，燕麦片和大米、红小豆等一起煮食会使其营养吸收更全面。

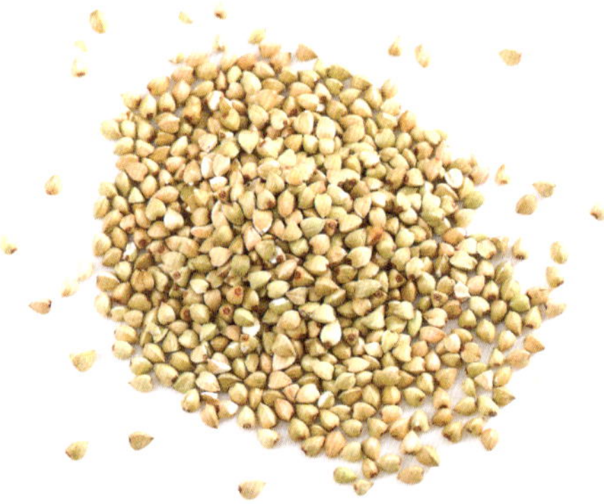

荞麦

软化血管，抑制血压上升

每天推荐量：60 克

最佳食用时间：粥品三餐均可，面条午餐食用

（每 100 克可食部的含量）

热量	脂肪	蛋白质	碳水化合物	钠	钾
337 千卡	2.3 克	9.3 克	73.0 克	4.7 毫克	401 毫克

降压功效

荞麦富含芦丁，芦丁能抑制会使血压上升的物质。荞麦中的钾有助于钠的代谢和排出，具有调节血压的作用。此外，它所含的膳食纤维能够降低血液中胆固醇的含量，降低血脂。

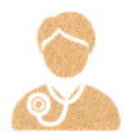

医生悄悄告诉你

荞麦降压吃法注意事项

荞麦口感较粗糙，蒸或煮时宜加些面粉、大米等，这样会使其口感变得滑、软一些；与其他食物搭配可实现氨基酸等营养成分的互补，营养更均衡。

此外，荞麦中的膳食纤维含量非常高，是一般精制大米的 10 倍，因此不可一次食用太多，以免造成消化不良。

百变搭配

- **荞麦 + 大米**　均衡营养。
- **荞麦 + 酸奶**　降低胆固醇。

满分吃法

烹调前宜先用清水浸泡：荞麦较硬，直接做不易熟，烹调可以先用清水浸泡数小时，以改善其质地和营养利用率。

不与黄鱼同食：荞麦性寒，黄鱼多脂，都是不易消化的食物，不宜同食。

荞麦粉营养全面又好吸收：对高血压患者来说，将荞麦炒熟后磨粉食用，不仅可以保证营养成分不流失，同时也有利于肠胃的消化吸收。荞麦粉可以直接用开水冲泡，也可以放入锅中煮成糊食用。

食谱范例

麻酱荞麦凉面

早餐☐ 午餐☑ 晚餐☐

2人份

帮助平稳血压

材料 荞麦面条60克，青椒、红椒、黄椒、香菇、绿豆芽各10克。

调料 芝麻酱15克，酱油、白糖各5克，盐、香油、蒜泥各少许。

做法

1 将所有蔬菜洗净，切成均匀的细丝，香菇和绿豆芽焯水；将面条煮熟，捞出后用凉开水冲凉，沥干水。

2 将芝麻酱盛入容器内，加入酱油、蒜泥、香油、盐、白糖及少许水，搅拌均匀；将面条放入碗中，倒入蔬菜，浇上调好的麻酱汁即可。

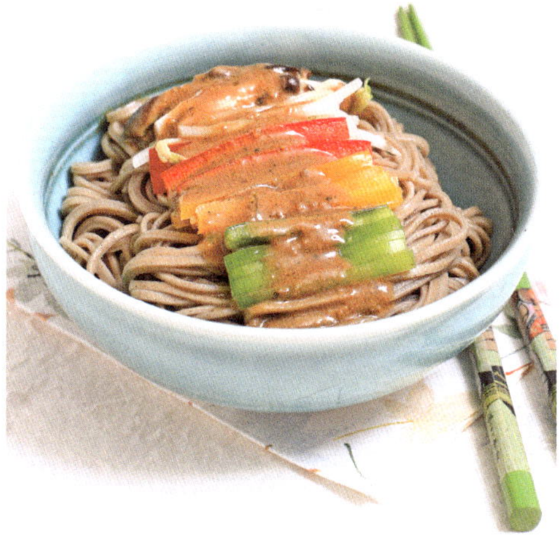

荞麦蒸饺

早餐☑ 午餐☑ 晚餐☐

2人份

促进消化系统健康

材料 荞麦粉150克，韭菜100克，鸡蛋1个（约60克）。

调料 姜末、植物油、香油各适量，盐2克。

做法

1 鸡蛋打入碗内，打散，用植物油煎成蛋饼，铲碎；韭菜择洗干净，切末。

2 将鸡蛋、韭菜、姜末放入盆中，加盐、香油拌匀，调成馅。

3 荞麦粉放入盆内，用温水和成软硬适中的面团，擀成饺子皮，包入馅，收边捏紧，做成饺子生坯，送入烧沸的蒸锅中火蒸20分钟即可。

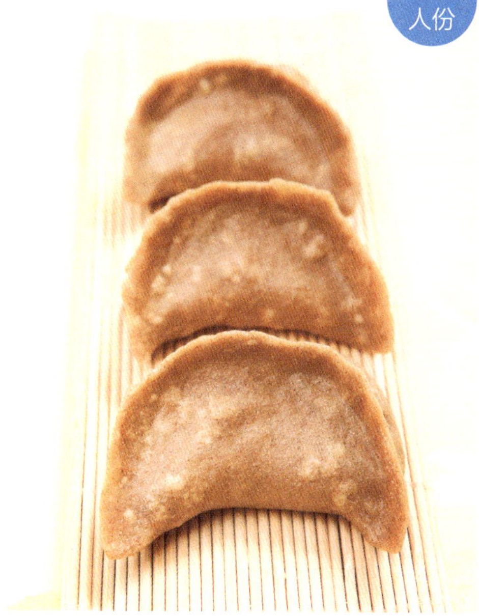

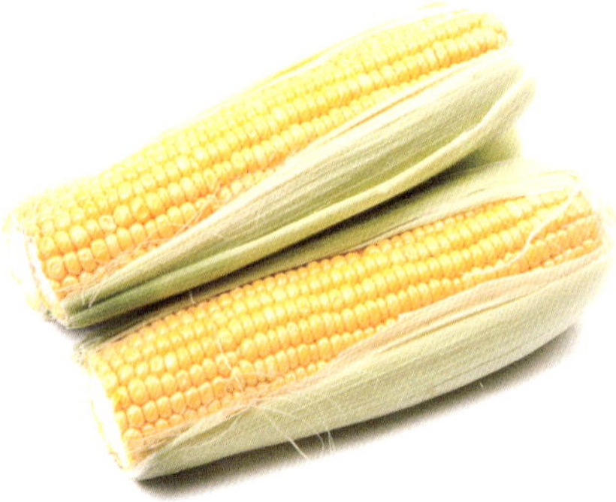

玉米

保持血管弹性，降低血脂

每天推荐量：鲜玉米每天摄入 100 克；玉米面、玉米楂每天摄入 50～100 克

最佳食用时间：三餐均可

（每 100 克可食部的含量）

热量	脂肪	蛋白质	碳水化合物	钠	钾
112 千卡	1.2 克	4.0 克	22.8 克	1.1 毫克	238 毫克

降压功效

玉米中所含的亚油酸和玉米胚芽中的维生素 E 协同发挥作用，可降低血液胆固醇浓度并防止其沉积于血管壁，保持血管弹性，从而降低血压。

玉米含有高血压患者所需的钾、镁和钙。其中，钾能促进钠的代谢，镁能扩张血管、辅助心脏收缩，而钙具有降低血脂、抗血栓与扩张血管的功效。

医生悄悄告诉你

黄色玉米中降压成分更多

吃新鲜玉米棒最好选择黄色的，因为其所含的对人体有益的 β-胡萝卜素、玉米黄素等更丰富；此外，最好选择七八成熟的，因为太嫩的玉米水分太多，而太老的玉米则淀粉多，蛋白质少。

百变搭配

- **玉米 + 松子仁** 增强血管弹性。
- **玉米 + 黄豆** 更好地吸收蛋白质。

满分吃法

吃鲜玉米要带着胚芽吃： 玉米胚芽含有丰富的抗氧化物，可保护血管健康，还能延缓衰老，所以吃玉米的时候一定不要舍弃胚芽。

煮玉米是种好吃法： 煮玉米虽然也会损失部分维生素 C，但其保存的营养成分最多，同时也能释放出更多的营养物质。

食谱范例

苦瓜番茄玉米汤

对控制血压有利

2 人份

早餐☑ 午餐☑ 晚餐☑

材料 苦瓜 100 克，番茄 50 克，玉米半根。

调料 盐 2 克。

做法

1 苦瓜洗净，去瓤，切段；番茄洗净，切大片；玉米洗净，切小段。

2 将玉米、苦瓜放入锅中，加适量水没过材料，大火煮沸后改小火炖 10 分钟，加入番茄片继续炖，待玉米完全煮软后，加盐调味即可。

功效揭秘

玉米可预防胆固醇沉积在血管壁；苦瓜含钾，有利于钠的排出；番茄含具有降压作用的维生素 P。三者搭配做汤，少油少盐，对控制血压有利。

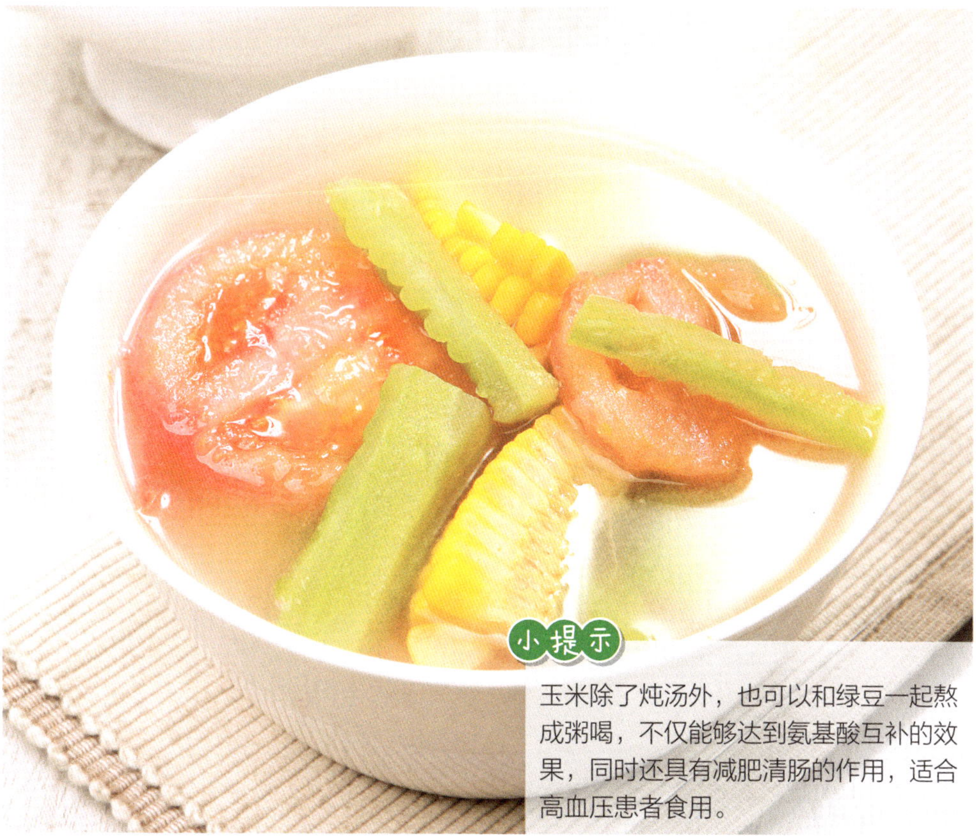

小提示

玉米除了炖汤外，也可以和绿豆一起熬成粥喝，不仅能够达到氨基酸互补的效果，同时还具有减肥清肠的作用，适合高血压患者食用。

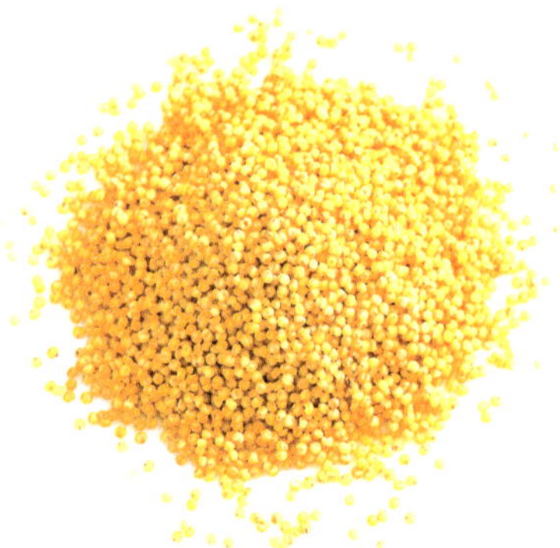

小米

抑制血管收缩，降低血压

每天推荐量：60 克

最佳食用时间：早餐、晚餐

（每 100 克可食部的含量）

热量	脂肪	蛋白质	碳水化合物	钠	钾
361 千卡	3.1 克	9.0 克	75.1 克	4.3 毫克	284 毫克

降压功效

小米富含镁、钾和不饱和脂肪酸等营养成分，镁有助于放松血管，降低血压，而钾元素则有助于排出体内多余的钠，从而稳定血压。此外，小米中的不饱和脂肪酸有助于降低胆固醇水平，减少心血管疾病的风险。因此，高血压患者可以适量食用小米，作为日常饮食的一部分，以辅助控制血压。

百变搭配

- ✔ **小米 + 肉类** 补充赖氨酸。
- ✔ **小米 + 南瓜** 排钠降压。

满分吃法

淘洗小米不要用力搓：淘洗小米时不要用力搓，也不要长时间浸泡或用热水淘米，以避免水溶性维生素的流失。

小米煮粥要稠一点：小米熬粥时，应该等水沸腾后再加入小米，这样煮出来的小米粥才更浓稠，口感也更宜人，更有利于营养的吸收。

宜与豆类、肉类搭配食用：小米中缺乏赖氨酸，与富含赖氨酸的豆类或肉类一起食用，可以起到很好的互补作用。

医生悄悄告诉你

睡眠不好可以常喝小米粥

小米中含有丰富的色氨酸，色氨酸是合成五羟色胺的前体物质，五羟色胺是一种神经递质，能调节睡眠、情绪和食欲，使人产生困倦感，从而有助于改善睡眠，因此，睡眠质量不佳的高血压患者可以经常喝点小米粥。

食谱范例

南瓜小米粥

抑制血管收缩，降低血压

早餐☑ 午餐□ 晚餐☑

2人份

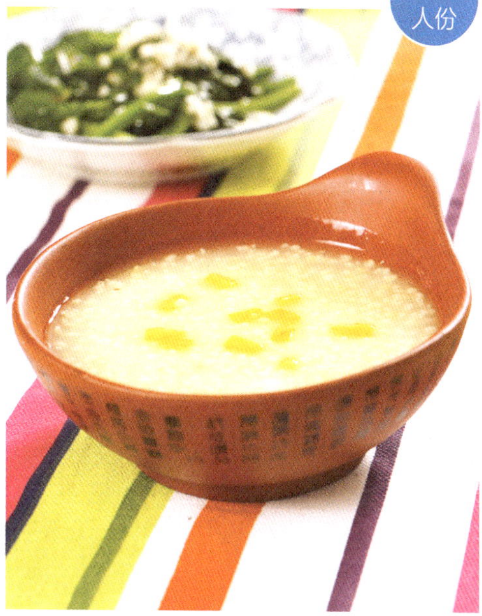

材料 小米50克，南瓜150克，银耳1小朵。

调料 冰糖适量。

做法

1 南瓜去皮去瓤，切成小块；银耳提前泡发，洗净，撕成小碎片；小米淘洗干净。

2 将小米、南瓜、银耳一起倒入锅内，加水，大火烧开后，转小火煮20~30分钟，加冰糖调味即可。

杂粮馒头

降压，补充膳食纤维

早餐☑ 午餐□ 晚餐☑

2人份

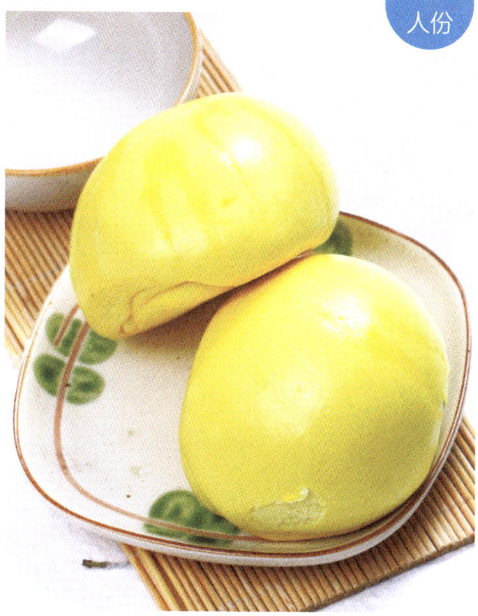

材料 小米面60克，黄豆面30克，面粉50克，酵母5克。

做法

1 将酵母用接近40℃的温水化开并调匀；小米面、黄豆面、面粉倒入容器中，慢慢地加酵母水和适量清水搅拌均匀，揉成表面光滑的面团，饧发40分钟。

2 将饧发好的面团搓粗条，切成大小均匀的面团，逐个揉成圆形，制成馒头生坯，送入烧开的蒸锅蒸15~20分钟即可。

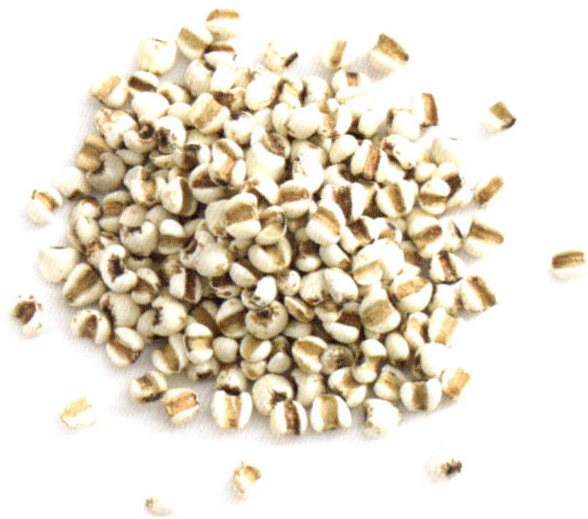

薏米

适宜脾胃虚弱的高血压患者食用

推荐用量：40 克 / 天

最佳食用时间：早餐、晚餐

（每 100 克可食部的含量）

热量	脂肪	蛋白质	碳水化合物	钠	钾
361 千卡	3.3 克	12.8 克	71.1 克	3.6 毫克	238 毫克

降压功效

薏米能扩张血管，有助于降低血压，富含维生素及膳食纤维等多种营养成分。

百变搭配

- **薏米 + 红小豆** 健脾养胃，利水祛湿。
- **薏米 + 龙眼** 改善皮肤干燥与粗糙。

满分吃法

冷水淘洗： 淘洗薏米时，宜用冷水轻轻淘洗，不要用力揉搓，以免造成水溶性维生素的流失。

浸泡后烹制有利于营养吸收： 薏米较难煮烂，烹煮之前先浸泡 3~5 小时，让它充分吸收水分后再煮（高血压患者最好带泡米水一起煮），不仅更容易熟，其中的膳食纤维也更易为人体所吸收。

打成粉食用口感好： 薏米本身的口感较粗糙，打成粉做成米糊或饼等食用，不仅口感好，简便易做，也更易消化吸收。

医生悄悄告诉你

薏米打浆，营养高效又好吃

薏米做粥做汤时，人们多数只喝其中的汤水，而剩余的薏米则往往被丢弃，很可惜。

除了打粉食用外，薏米浸泡后打浆也是一种好吃法。打浆时可以只打单纯的薏米浆，也可以加红小豆、黑豆，口感和营养功效都很不错。

食谱范例

薏米冬瓜瘦肉汤

防止胆固醇沉积

2 人份

早餐☑ 午餐□ 晚餐☑

材料 猪瘦肉100克，冬瓜200克，薏米30克。

调料 食盐2克，葱、姜各适量，胡椒粉、香葱段各少许。

做法

1 冬瓜洗净去皮切块备用；猪瘦肉洗净，切小块焯烫后，与薏米一起放入锅中，加适量清水，大火煮开后，改小火盖上锅盖煮40分钟。

2 放入冬瓜块煮熟，放入葱、姜稍煮一会儿，加食盐和胡椒粉调味，关火后撒上香葱段即可。

功效揭秘

薏米富含膳食纤维，冬瓜不仅富含膳食纤维，同时还含有较多的钾，两者一起食用，可有效防止胆固醇在血管壁的沉积，防止血压升高，同时，对血管也有一定的保护作用。

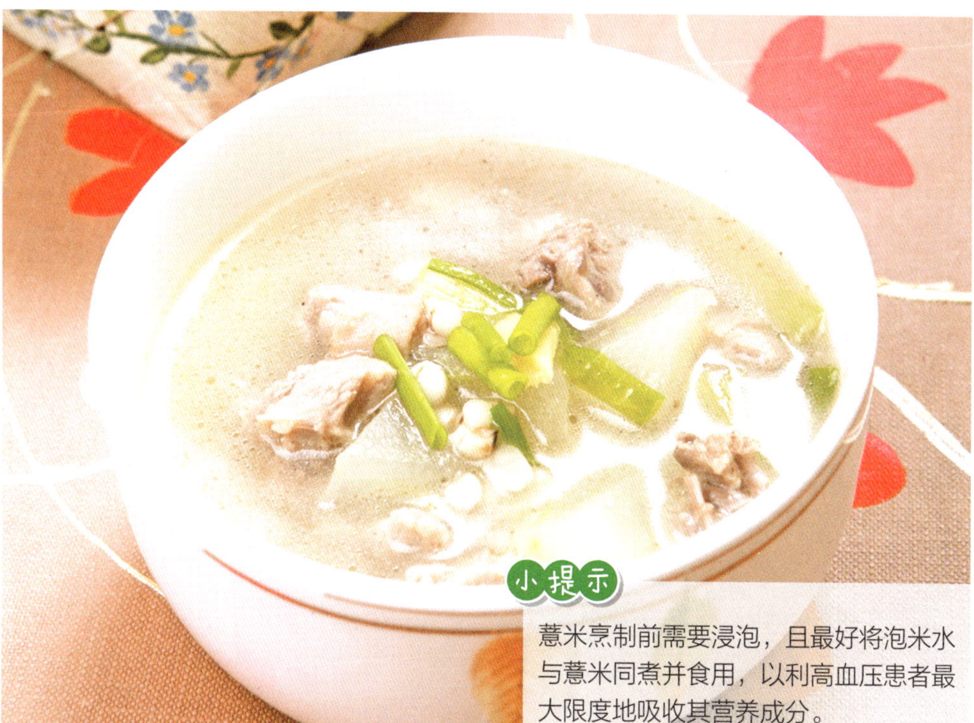

小提示

薏米烹制前需要浸泡，且最好将泡米水与薏米同煮并食用，以利高血压患者最大限度地吸收其营养成分。

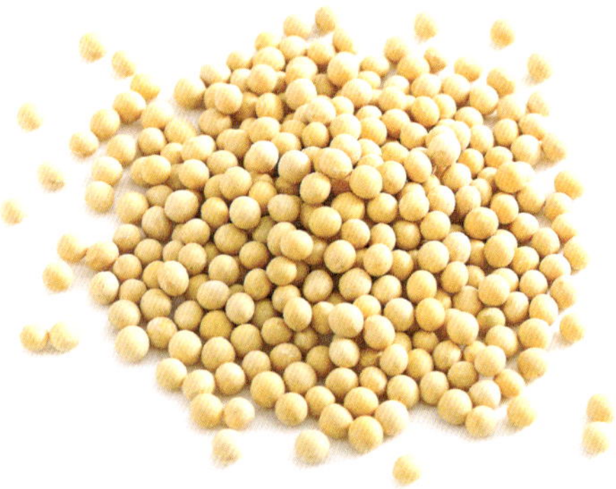

黄豆

扩张血管，补充体内钾元素

每天推荐量：25 克

最佳食用时间：早餐、午餐

（每 100 克可食部的含量）

热量	脂肪	蛋白质	碳水化合物	钠	钾
390 千卡	16.0 克	35.0 克	34.2 克	2.2 毫克	1503 毫克

降压功效

黄豆富含的钾能促进钠的排出，扩张血管，降低血压。长期服用含有利尿成分的降压药（有排钾作用）的高血压患者，经常吃点黄豆，可及时补充钾元素。

黄豆所含的异黄酮素、镁也能扩张血管，促使血流通畅，从而保护心血管健康。黄豆中所含的可溶性纤维能吸收胆汁酸，减少体内胆固醇的沉积。

百变搭配

- **黄豆 + 玉米** 更好地吸收蛋白质。
- **黄豆 + 茄子** 降低毛细血管脆性。

医生悄悄告诉你

黄豆和玉米是好搭档

黄豆中色氨酸、赖氨酸含量丰富，而玉米中赖氨酸、色氨酸含量较少，两者搭配，营养可互补，蛋白质的吸收利用率会更高。

满分吃法

整粒食用更降压： 黄豆整粒食用降压效果才好，平时用沸水煮熟后做成凉拌菜，或是在炒菜、煲汤或煮粥时适当放一些黄豆都是不错的吃法。

泡豆水不要丢弃： 黄豆在食用前往往都需要提前浸泡一下，弃去泡豆水，打豆浆时口感会更好。泡豆水中含有单宁、植酸等多酚类物质，使水带有淡淡的涩味，同时对降血糖、血脂有帮助。高血压患者如果没有消化道疾病并且能接受涩味，不妨保留泡豆水制作豆浆。

不要丢弃豆渣： 将黄豆做成豆浆后，豆渣不要丢掉，可将豆渣加面粉或玉米面做成窝头，更有利于吸收其中的营养成分。

食谱范例

海带黄豆粥

早餐☑ 午餐☑ 晚餐□

2人份

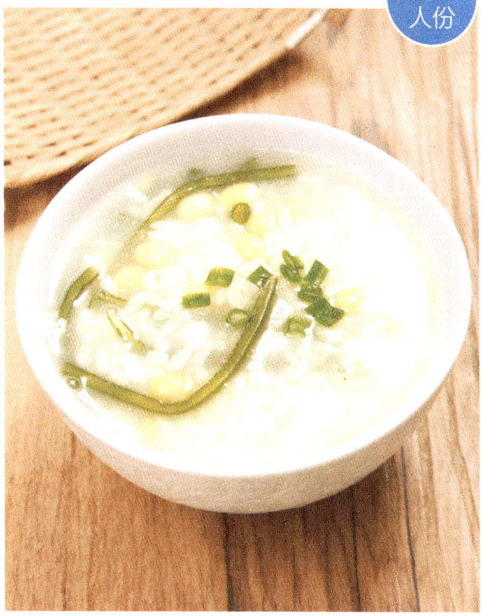

降低血液黏度，扩张血管

材料 大米80克，海带丝50克，黄豆20克。

调料 葱末、盐各适量。

做法

1 黄豆洗净，用水浸泡6小时；大米淘洗干净，用水浸泡30分钟；海带丝洗净。

2 锅置火上，加入清水烧开，再放入大米和黄豆，大火煮沸后改小火慢慢熬煮至七成熟，放入海带丝煮约10分钟，加少量盐调味，最后撒入葱末即可。

焖茄豆

早餐☑ 午餐☑ 晚餐□

2人份

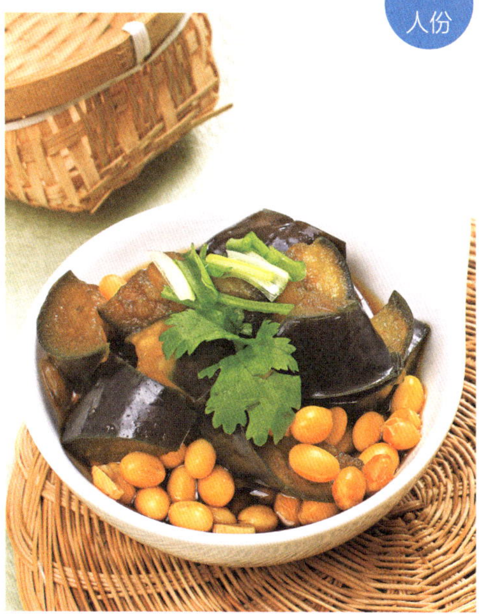

补充钾元素，平稳血压

材料 黄豆25克，茄子200克。

调料 葱丝10克，香菜段10克，盐2克，香油少许。

做法

1 黄豆用清水浸泡10~12小时，洗净；茄子去蒂，洗净，切块。

2 砂锅置火上，放入黄豆和没过黄豆的清水，大火烧开后转小火煮至黄豆八成熟，放入茄子块，加入约250克清水，小火烧至茄子熟透，加盐调味，淋上香油，撒上葱丝和香菜段即可。

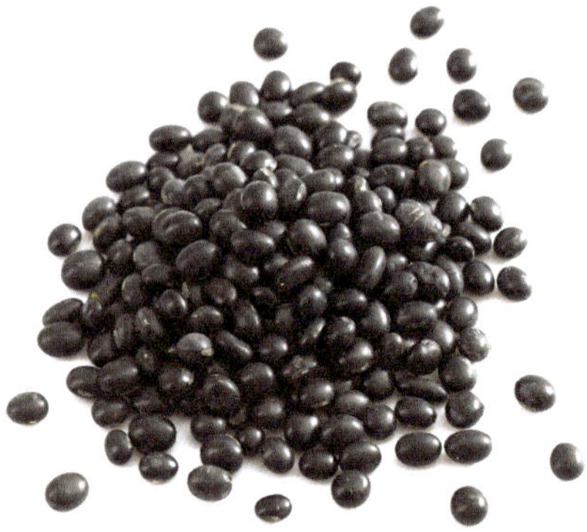

黑豆

富含钾元素，排出多余钠

每天推荐量：30 克

最佳食用时间：三餐均可

（每 100 克可食部的含量）

热量	脂肪	蛋白质	碳水化合物	钠	钾
401 千卡	15.9 克	36.0 克	33.6 克	3 毫克	1377 毫克

降压功效

黑豆中富含的钾能维持细胞内外渗透压和酸碱平衡，排出人体内多余的钠，有预防和降低高血压的作用。

黑豆中含有不饱和脂肪酸、镁等成分，可促进血液中胆固醇的代谢，帮助高血压患者缓解病情。

黑豆含丰富的铬，能促进胰岛素分泌，有助于高血压合并糖尿病患者的治疗。

医生悄悄告诉你

黑豆的营养价值极高

黑豆具有高蛋白、低热量的特性，蛋白质含量高达 36%~40%，且富含 18 种氨基酸，特别是人体必需的 8 种氨基酸含量很高。黑豆还含有多种油脂，不饱和脂肪酸含量达 80%，吸收率高达 95%以上，同时能降低血液中的胆固醇，经常食用黑豆，能软化血管、滋润皮肤，对高血压、心脏病等疾病的防治大有好处。

百变搭配

- **黑豆 + 菠菜** 补血。
- **黑豆 + 黄瓜** 美容养颜。
- **黑豆 + 鲤鱼** 利水消肿。

满分吃法

一定要做熟食用：黑豆含有一种抗胰蛋白酶，可影响蛋白质的消化吸收，引起腹泻；充分加热后，其中的抗胰蛋白酶被破坏，可以保证食用安全。

带皮一起吃：黑豆皮中富含花青素、铁等。因此，吃黑豆时最好带皮一起吃。

食谱范例

莲藕黑豆汤

解毒利尿，降压降糖

2 人份

早餐 ☑ 午餐 ☑ 晚餐 □

材料 莲藕300克，黑豆30克，红枣10克，泡发腐竹30克。

调料 姜丝、陈皮各5克，盐3克。

做法

1 黑豆提前用清水浸泡至充分膨胀；莲藕去皮，洗净，切片；红枣洗净；陈皮泡软。

2 锅置火上，倒入水煮沸，放入莲藕、陈皮、姜丝、黑豆、腐竹和红枣煮沸，转小火煮1小时，加盐调味即可。

功效揭秘

黑豆中的钾元素有助于排出机体内多余的钠；莲藕中的膳食纤维和微量元素，可以减少机体对脂肪的吸收，有通便、补益气血的功效。

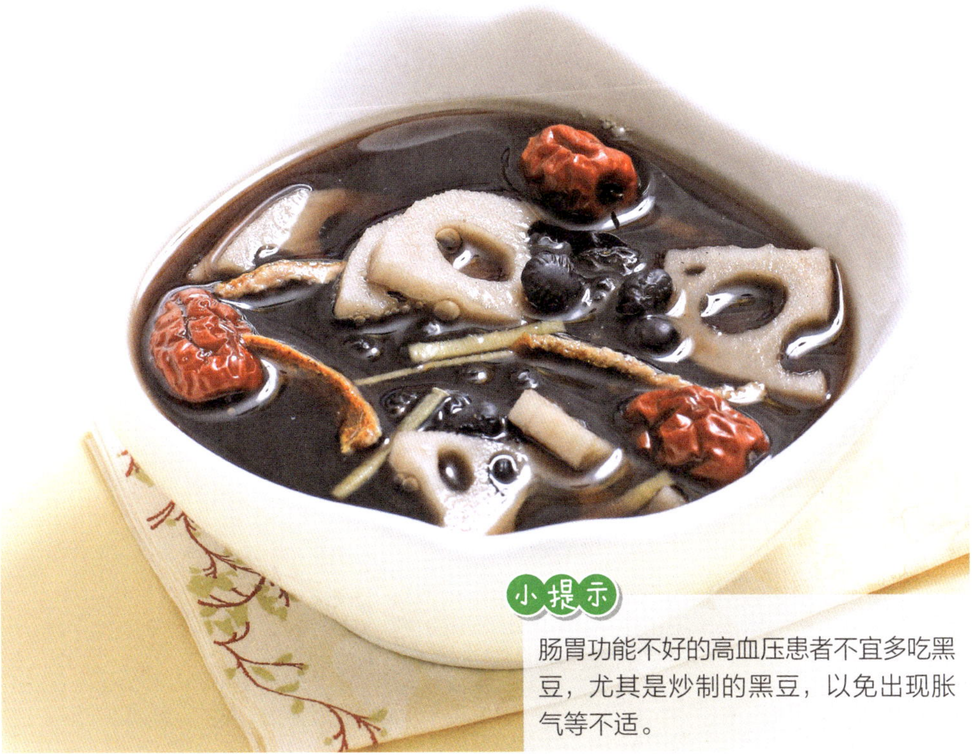

小提示

肠胃功能不好的高血压患者不宜多吃黑豆，尤其是炒制的黑豆，以免出现胀气等不适。

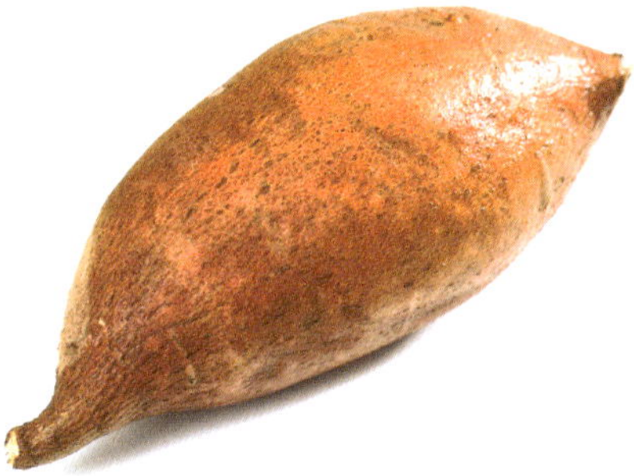

红薯

稳定血压，维持血管弹性

每天推荐量：50 克

最佳食用时间：三餐均可

（每 100 克可食部的含量）

热量	脂肪	蛋白质	碳水化合物	钠	钾
61 千卡	0.2 克	1.1 克	24.7 克	28.5 毫克	130 毫克

降压功效

红薯中富含膳食纤维，可以帮助机体排除血液中多余的胆固醇，维持血管弹性，稳定血压。此外，红薯中所含的维生素 C 被淀粉包裹，加热后较其他食物能够留住较多的维生素 C，加强了保护血管、抗氧化功效。

红薯中含有的黏蛋白能抑制胆固醇在体内沉积，保护血管内皮，保持血管壁弹性，有助于降低血压。

百变搭配

- **红薯 + 大米** 保持血管弹性。
- **红薯 + 牛奶** 降低胆固醇。

满分吃法

蒸熟、蒸透后再吃：红薯一定要蒸熟、煮透后再吃，否则红薯中的淀粉颗粒没有完全被高温破坏，难以消化。而且红薯中的氧化酶未经高温破坏，食用后会让人产生不适感。

搭配含蛋白质的食物同吃：红薯缺少蛋白质和脂质，如果只吃红薯，会造成营养失衡，所以要搭配含蛋白质的食物一起吃，如鸡肉、鱼肉等。

医生悄悄告诉你

比红薯更降压的红薯叶

一般人都知道红薯好吃又营养，其实红薯叶也是一种很美味的蔬菜，而且降压功效更好。红薯叶中富含叶绿素，不仅可净化血液，帮助排毒而降压；同时富含钾，有利于血压的控制；还含有比一般蔬菜含量高 5～10 倍的抗氧化物，能提高人体免疫力。

此外，红薯叶具有低热量、高纤维的特点，是高血压合并肥胖患者很好的瘦身食材。

食谱范例

番茄红薯汤

早餐☑ 午餐☑ 晚餐☑ 3人份

保护血管，提高免疫力

材料 红薯150克，梨100克，番茄100克，杨梅50克。

调料 蜂蜜5克。

做法

1 红薯去皮切块，梨去皮去核切块，番茄洗净切块，杨梅洗净。
2 锅置火上，加适量清水，放入红薯煮15分钟，加入梨煮5分钟，再加入番茄，继续煮5分钟，最后加入杨梅转文火，煮5分钟关火。
3 待汤晾至温热时，调入蜂蜜即可。

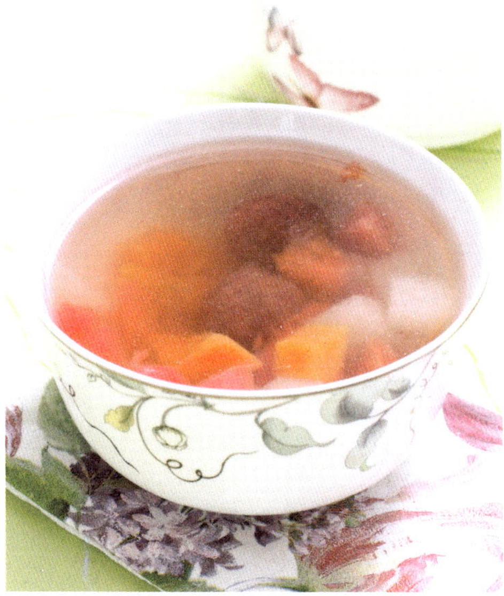

自制红薯干

早餐☑ 午餐☑ 晚餐☑ 3人份

避免肥胖引发的血压波动

材料 红薯200克。

做法

1 红薯洗净，蒸熟，取出，晾凉。
2 将红薯去皮，切片，摆放在干净的蒸帘上，放在室内通风且隔着玻璃能晒到阳光的地方，晾晒至干即可。

小提示

红薯蒸熟晾凉后再切，不容易被切散，有利于保留其膳食纤维。食用红薯干可减少皮下脂肪，避免出现过度肥胖，引发血压波动。

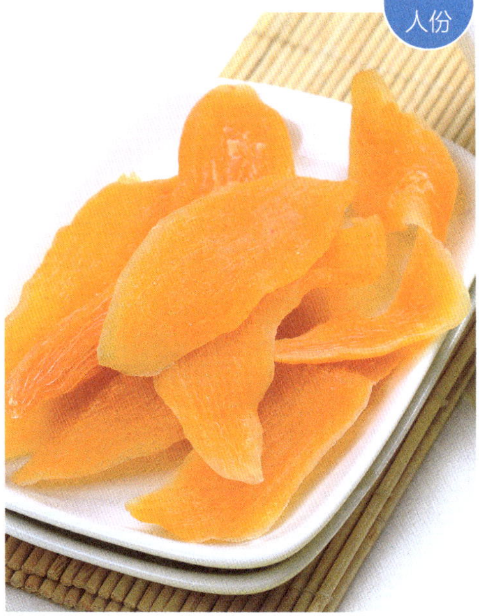

蔬菜怎么吃

每天吃 300~500 克

蔬菜可为人体提供丰富的维生素、矿物质、膳食纤维，而且不同颜色的蔬菜富含不同的植物性化学成分，可帮助高血压患者平衡营养，提高免疫力，尤其是某些高钾蔬菜可促进体内钠盐的排泄，辅助治疗因缺钾造成的血压升高。

因此，高血压患者尤其要重视蔬菜的摄入，应选择新鲜蔬菜，最好能保证每天 500 克，最少不低于 300 克的摄入量。

对于高血压伴有糖尿病、血脂异常、肥胖的人群，也可以适当增加蔬菜的摄入量，比如增加到 500～1000 克，但要注意同时减少主食的摄入量，以维持总热量不变。

至少 5 种，越多越好

从营养学角度来看，蔬菜可以分成叶菜、瓜茄、菌菇、根茎类等多种，不同种类的蔬菜营养含量不尽相同，每天 300～500 克的量不应是单单一种或两种蔬菜，种类应该尽量多一些，既可避免口感单调，又能摄取多种营养。一般来说，500 克蔬菜最好来自 5 种以上，种类越多越好。

多选择高钾低钠的蔬菜

钠是造成血压升高的一个重要因素，增加富钾食物的摄入有助于降低体内钠的含量。钾本身就是人体必需的一种矿物质，它在人体内有扩张血管、降低血管阻力的作用，同时还能增加尿钠的排泄，从而抵抗高钠的升血压作用。

因此，建议高血压患者日常食用蔬菜时，要多选择芹菜、菠菜、香菇、紫菜、冬瓜、黑木耳、洋葱、苦瓜、荸荠、扁豆、黄瓜、南瓜、苋菜、豆芽等高钾低钠或无钠盐的品种。

医生悄悄告诉你

蔬菜的颜色越深营养越好

人们应摄入各种蔬菜，包括深绿色、红色、橙色蔬菜，豆类，根茎类蔬菜及其他种类蔬菜。这里特别提到深绿色、红色等深色蔬菜，因为这些深色蔬菜中的维生素、植物化合物等物质含量高，我们倡导的每天 1 斤（500 克）蔬菜，应该至少有一半是深色蔬菜，比如菠菜、小白菜、番茄、彩椒等。

低热高纤的“312”搭配

如果每天懒于搭配，那么不妨把每天应食的 400 ~ 500 克蔬菜分成 6 份，然后按照“312”的配比来划分。

3 →深绿色叶菜→ 200 ~ 250 克

⇩

菠菜、芹菜、油菜、茼蒿、莴笋叶、油麦菜等

1 →菌藻类→ 70 ~ 85 克

⇩

黑木耳、银耳、海带、裙带菜、香菇、草菇、平菇等

2 →其他蔬菜→ 130 ~ 165 克

⇩

胡萝卜、南瓜、番茄、紫甘蓝、洋葱、苦瓜等

“312”搭配法具有低热量、低糖、高膳食纤维的优点

根茎类蔬菜既能当菜又能当饭

相比于其他蔬菜，红薯、土豆、芋头、莲藕等根茎类蔬菜淀粉含量比较高，因此也有很多人将其归入主食的行列，但是需要注意的是，将它们当饭吃的时候，最好搭配其他五谷类主食，并且最好用蒸、烤、煮的烹饪方式，既不加盐加糖，也不加油，发挥其营养优势。如果从饮食中大量摄入根茎类蔬菜，那么就要相应减少其他主食的摄入量，以维持总热量平衡；同时也要注意绿叶类蔬菜的摄入量。

凉拌、快炒，全营养又低盐

对于大部分蔬菜来说，直接生吃、凉拌、用水焯后食用、做馅等都是不错的方法，能减少用油量，使热量更低，也能保全更多的维生素，还可以选择急火快炒或加入面、汤中煮食，但要注意尽量不油炸。

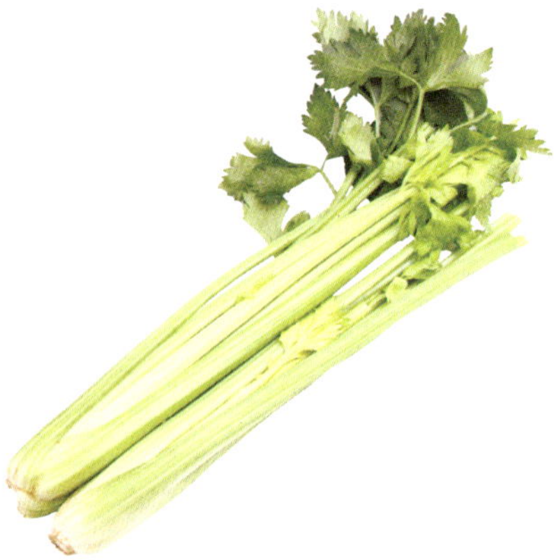

芹菜

扩张血管降血压

每天推荐量：80~100 克

最佳食用时间：三餐均可

（每 100 克可食部的含量）

热量	脂肪	蛋白质	碳水化合物	钠	钾
13 千卡	0.2 克	0.4 克	3.1 克	166.4 毫克	128 毫克

降压功效

芹菜含有一种黄酮类化合物——芹菜素，这种物质可增强血管的舒张功能，缓解血流不畅对血管壁造成的压力，具有降压、预防动脉硬化的作用。

百变搭配

- **芹菜 + 百合** 控制动脉硬化。
- **芹菜 + 香干** 降血脂。

医生悄悄告诉你

芹菜叶的价值高

芹菜叶营养价值高、降压效果显著，不仅富含铁、磷、多种维生素等营养成分，还含有芫荽苷、挥发油、甘露醇、环己醇等。一组数据显示，芹菜叶中胡萝卜素的含量是茎的 8 倍多，维生素 C 的含量是茎的近 3 倍，镁含量是茎的 3 倍多，钙含量是茎的 2 倍多，而钠含量却仅是茎的 1/2 左右。

满分吃法

茎叶同吃：芹菜叶中的胡萝卜素、维生素 C 等的含量远远高于芹菜茎，并且钠的含量较低，因此高血压患者更应该茎叶同吃，芹菜叶可连同芹菜茎一同炒、拌、做馅，也可以单独凉拌。

榨芹菜汁：高血压患者还可以在早餐时来一杯芹菜汁，可单独用芹菜制作，也可以搭配胡萝卜、苹果等一同榨汁。

多咀嚼：芹菜中富含膳食纤维，不太好消化，肠胃不好的高血压患者吃芹菜的时候要多咀嚼。

食谱范例

芹菜拌腐竹

排除多余钠盐，控制血压

2 人份

早餐☑ 午餐☑ 晚餐☑

材料 芹菜100克，水发腐竹50克。

调料 蒜末3克，香油10克，盐2克。

做法

1. 芹菜择洗干净，放入沸水中焯烫，捞出，沥干水分，切段；腐竹洗净，切段，用沸水快速焯烫，捞出，沥干水分。
2. 取小碗，加盐、蒜末、香油搅拌均匀，调成调味汁。
3. 取盘，放入芹菜段、腐竹段，淋上调味汁拌匀即可。

功效揭秘

芹菜中的钾可排出体内多余的钠，帮助降低血压；腐竹中维生素E的含量很高，这对增强毛细血管功能、改善微循环、防止动脉粥样硬化和抑制血栓形成都具有重要的意义。

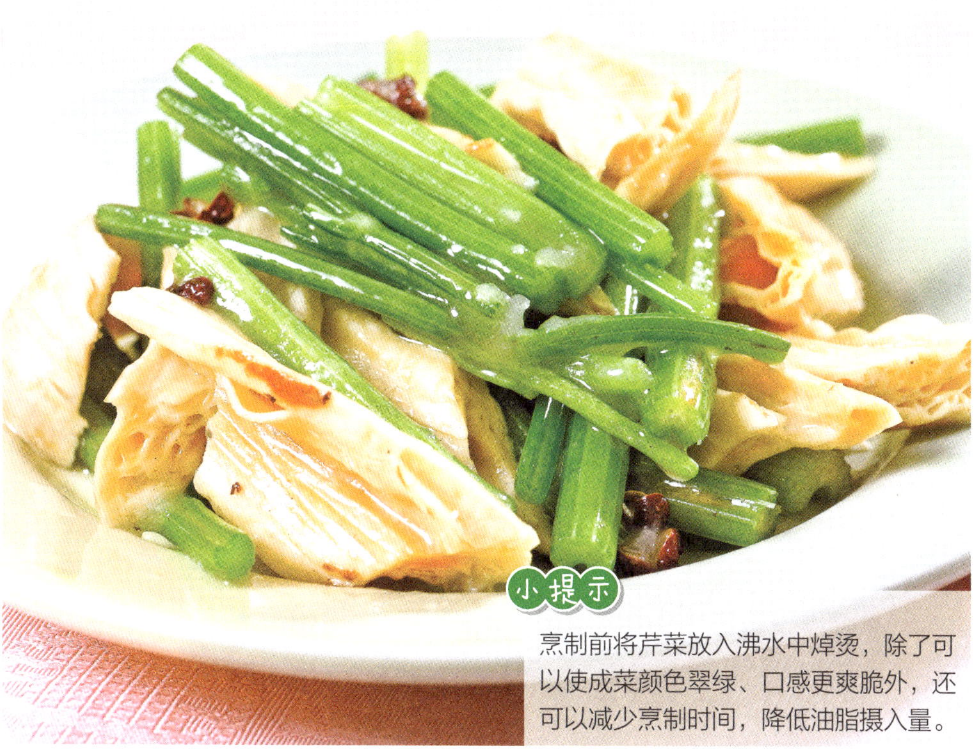

小提示

烹制前将芹菜放入沸水中焯烫，除了可以使成菜颜色翠绿、口感更爽脆外，还可以减少烹制时间，降低油脂摄入量。

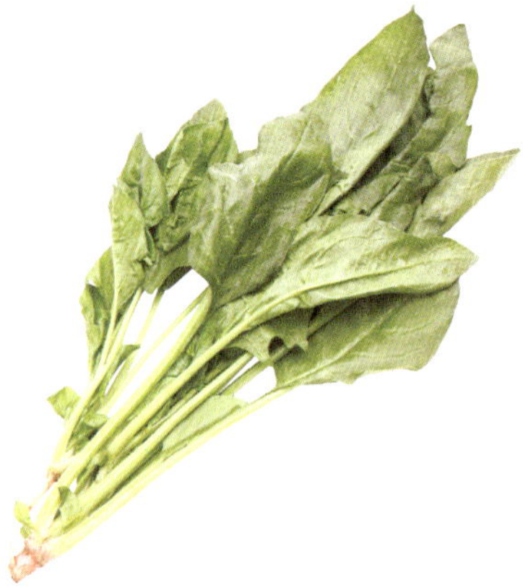

菠菜

防止血管紧张性收缩引起血压升高

每天推荐量：80~100 克

最佳食用时间：三餐均可

（每 100 克可食部的含量）

热量	脂肪	蛋白质	碳水化合物	钠	钾
28 千卡	0.3 克	2.6 克	4.5 克	85.2 毫克	311 毫克

降压功效

菠菜中含有一种类胰岛素物质，可以维持餐后血糖的稳定，降低高血压合并糖尿病的风险。

菠菜中丰富的维生素 C 及矿物质，在帮助高血压患者降压的同时，还有助于补充其体内缺失的营养元素。

菠菜含有丰富的叶酸，它能促进红细胞的生成，增强血管弹性，促进血液循环，有效降低血压。

医生悄悄告诉你

烹制菠菜时最好不要加醋

烹制菠菜时，尤其是炒制时，最好不要放醋之类的酸性调味料，以免破坏其营养价值。其实不仅仅是菠菜，烹制其他一些绿叶蔬菜时也尽量不要放醋，因为其叶绿素中的镁离子会与醋酸发生化学反应，形成脱镁叶绿素，不仅失去原有的绿色，还降低了其营养价值。

若非要加醋，建议最好在吃前调入醋，且放醋后不宜长时间放置。

百变搭配

- **菠菜 + 鸡蛋** 促进肠道蠕动。
- **菠菜 + 猪肝** 滋阴补血。

满分吃法

菠菜带根一起吃：菠菜根不仅含有纤维素、维生素、铁等多种营养成分，也是药食两用的好食材，因此吃菠菜时最好带根一起食用。

与碱性食物同吃：吃菠菜时，应该吃点海带、其他蔬菜、水果等碱性食物，可促使其所含的草酸溶解排出，减少草酸钙结石形成的风险。

食谱范例

蛋皮菠菜包

促进机体代谢，增强免疫力

2 人份

早餐☑ 午餐☑ 晚餐☑

材料 菠菜 300 克，鸡蛋 2 个。

调料 香菜 5 克，香油 3 克，盐 1 克。

做法

1 菠菜择洗干净，放入沸水中焯 30 秒，然后捞出、晾凉、沥干水分，切碎，用盐、香油调味；香菜择洗干净，送入微波炉，中火转 15~20 秒。

2 鸡蛋洗净，磕入碗内，打散，用不粘锅煎成蛋皮，将每个蛋皮四等分成小蛋皮，在每张小蛋皮上放上拌好的菠菜末，用蛋皮将菠菜末包住，再用香菜梗捆绑好即可。

功效揭秘

鸡蛋中的蛋白质对肝脏组织损伤有修复作用，与菠菜搭配，可增强机体的代谢功能和免疫功能。

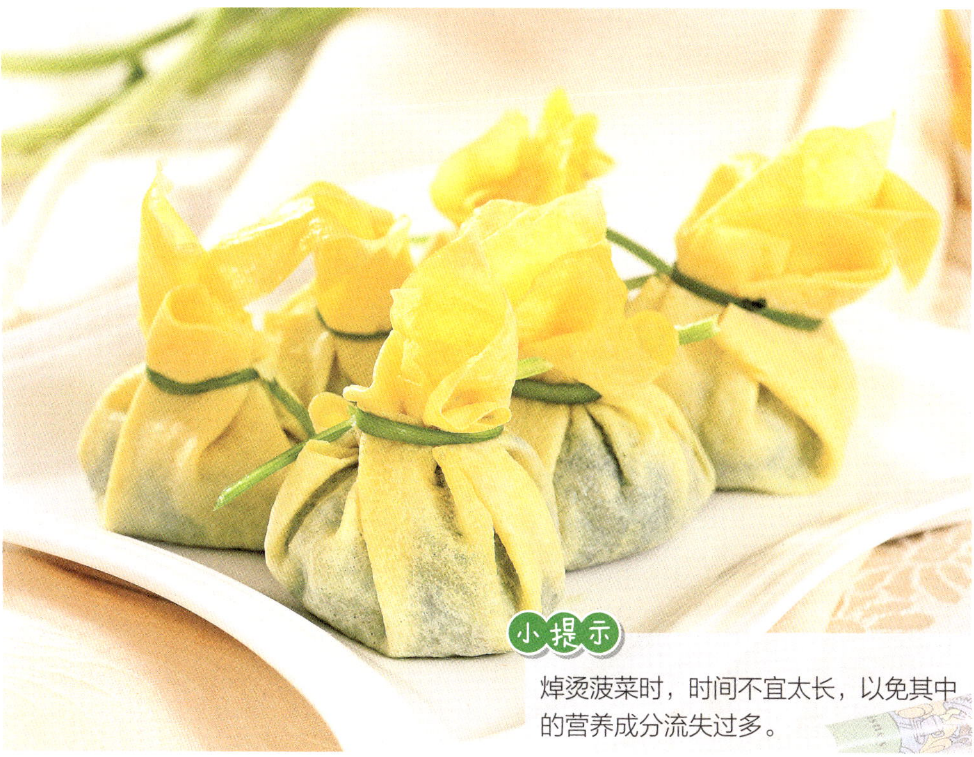

小提示

焯烫菠菜时，时间不宜太长，以免其中的营养成分流失过多。

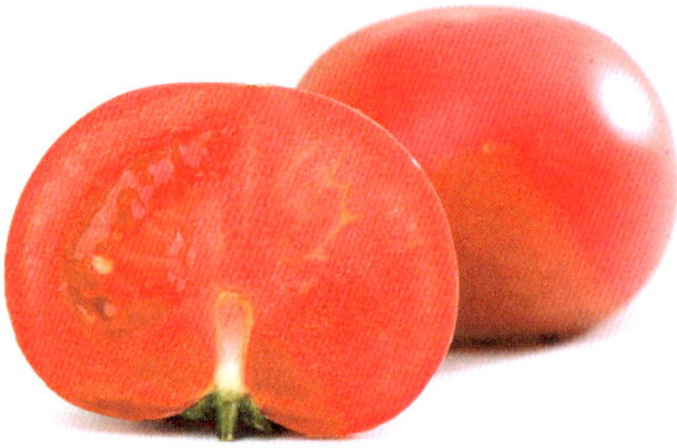

番茄

利尿排钠，增强小血管功能

每天推荐量：100~150 克

最佳食用时间：三餐均可

（每 100 克可食部的含量）

热量	脂肪	蛋白质	碳水化合物	钠	钾
15 千卡	0.2 克	0.9 克	3.3 克	9.7 毫克	179 毫克

降压功效

番茄中的番茄红素有利尿作用，可降低钠离子浓度，降低血压。番茄还是高钾低钠食物，含有降压的芦丁，有利于高血压的防治。

番茄中所含的维生素 C 能降低血液中的胆固醇含量，辅助治疗高血压并发心血管疾病。

百变搭配

✔ **番茄 + 鸡蛋** 促进血液循环。

✔ **番茄 + 土豆** 维持体内盐分平衡，促进血液循环。

医生悄悄告诉你

番茄养护血管的功效很强大

番茄中富含维生素 A、维生素 C 和番茄红素，常吃可增强小血管功能，预防血管老化，有助于降低血压；此外，番茄中的类黄酮不仅可以降低毛细血管的通透性，还能防止其破裂，并预防血管硬化。

满分吃法

榨汁： 高血压患者可将番茄单独榨汁，或者搭配芹菜、橙子、柠檬等蔬菜、水果一起榨汁饮用，以补充维生素 C、钾等物质，辅助降压。

生吃： 番茄具有补充水分、清洁血液的作用，直接生吃或凉拌食用可更好地吸收维生素 C，同时预防感冒，治疗坏血病。

胃寒者不宜生吃： 因为生番茄不易被人体消化和吸收，且还可能引起胃部不适症状，因此胃寒者最好不要生吃。

食谱范例

番茄葡萄苹果饮

早餐☑ 午餐☑ 晚餐☑ 2人份

保护血管健康

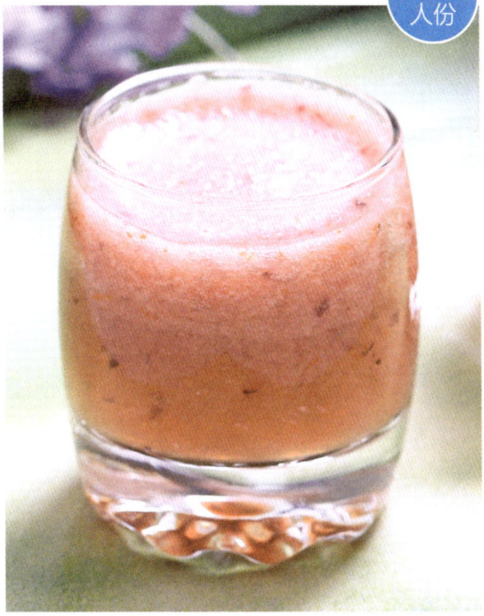

材料 番茄200克，葡萄、苹果各100克。

调料 柠檬汁适量。

做法

1 番茄洗净切小丁；葡萄洗净，去籽；苹果洗净，去核，切丁。

2 将上述食材放入果汁机中，加入适量饮用水搅打，打好后倒入杯中，加入柠檬汁即可。

小提示

此款饮品有清除自由基、防癌抗癌、防治高血压和动脉粥样硬化等功效。

番茄丝瓜

早餐☑ 午餐☑ 晚餐☑ 2人份

活血美容、降压润肤

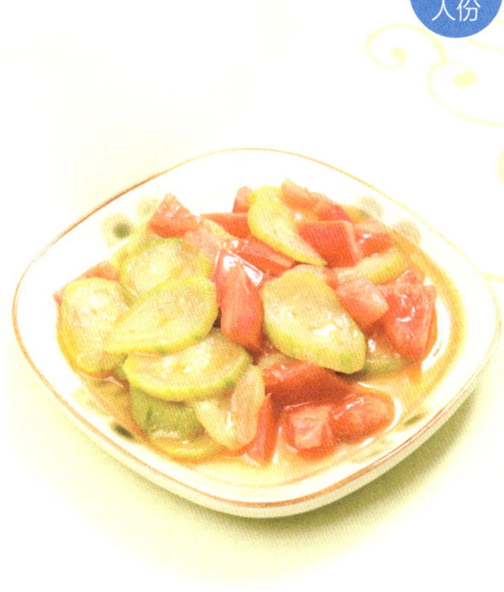

材料 丝瓜200克，番茄100克。

调料 葱花5克，盐2克，植物油适量。

做法

1 丝瓜去皮和蒂，洗净，切成滚刀块；番茄洗净，切成块状。

2 炒锅置火上，倒入植物油，待油烧至七成热，加葱花炒出香味，放入丝瓜块和番茄块炒熟，用盐调味即可。

小提示

切番茄时，按番茄表面的纹路小心地切下去，可避免番茄汁流散，不使果肉和籽分离。

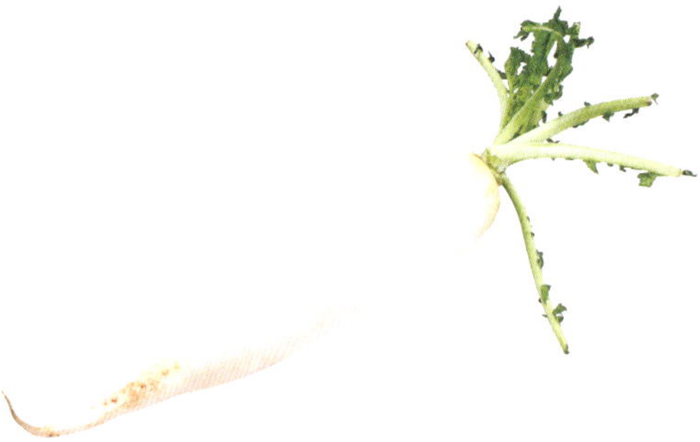

白萝卜

抑制有毒有害元素升高血压

每天推荐量：50～100 克

最佳食用时间：三餐均可

（每 100 克可食部的含量）

热量	脂肪	蛋白质	碳水化合物	钠	钾
16 千卡	0.1 克	0.7 克	4.0 克	54.3 毫克	167 毫克

降压功效

白萝卜富含维生素 C，资料统计显示，老年高血压患者血液中维生素 C 含量最高者，其血压最低，这是因为维生素 C 有扩张血管的作用，从而有助于降低血压；此外，白萝卜富含膳食纤维和钾，有调节血压的作用，并有助于维持正常的血脂水平。

百变搭配

- **白萝卜 + 银耳** 助消化、润肺生津。
- **白萝卜 + 排骨** 促进排骨的消化吸收。

满分吃法

带皮一起吃：白萝卜皮中含有含硫化合物——萝卜硫素，可降血脂、稳定血压；同时，萝卜皮中还含有大量的钙质，因此，吃白萝卜时最好带皮一起吃。

生拌减脂降热量：白萝卜洗净切条或切片后凉拌食用，不仅简单少油，而且爽口又营养，有助于高血压患者减少脂肪的摄入。

冬天多吃点更好：俗话说“冬吃萝卜夏吃姜”，高血压患者及一般人群，冬天多吃些白萝卜有助于高血压的防治，同时还可止咳化痰，有很好的防病保健作用。

医生悄悄告诉你

萝卜分段吃营养利用更充分

萝卜顶部 3~5 厘米处维生素 C 含量最高，质地较硬，易于切丝、条，适于做汤或炒食、剁馅等。中间部分含维生素 C 也比较多，质地较脆嫩且甜，可烧煮菜肴，但最好的吃法是做醋拌凉菜或沙拉。从中段到尾部含有较多的淀粉酶和芥子油类物质，有些辣味，生吃、烧汤、炖煮、炒丝都可以。

食谱范例

椒油白萝卜

提高免疫力

2 人份

早餐☑ 午餐☑ 晚餐☑

材料 白萝卜 200 克。

调料 醋、花椒粒、香菜、白糖、植物油各适量，盐 1 克。

做法

1 白萝卜洗净，切丝；香菜择洗净，切段。

2 锅置火上，倒入适量植物油，待油温烧至五成热，放入花椒粒炸出香味，拣出花椒粒，制成花椒油；取小碗，加醋、盐、白糖，淋入花椒油拌匀，制成调味汁。

3 取盘，放入白萝卜丝和香菜段，淋入调味汁拌匀即可。

功效揭秘

白萝卜可以扩张血管，抑制有害毒素升高血压；醋能降血脂，软化血管；两者一起搭配食用，可以提高免疫力，防治高血压。

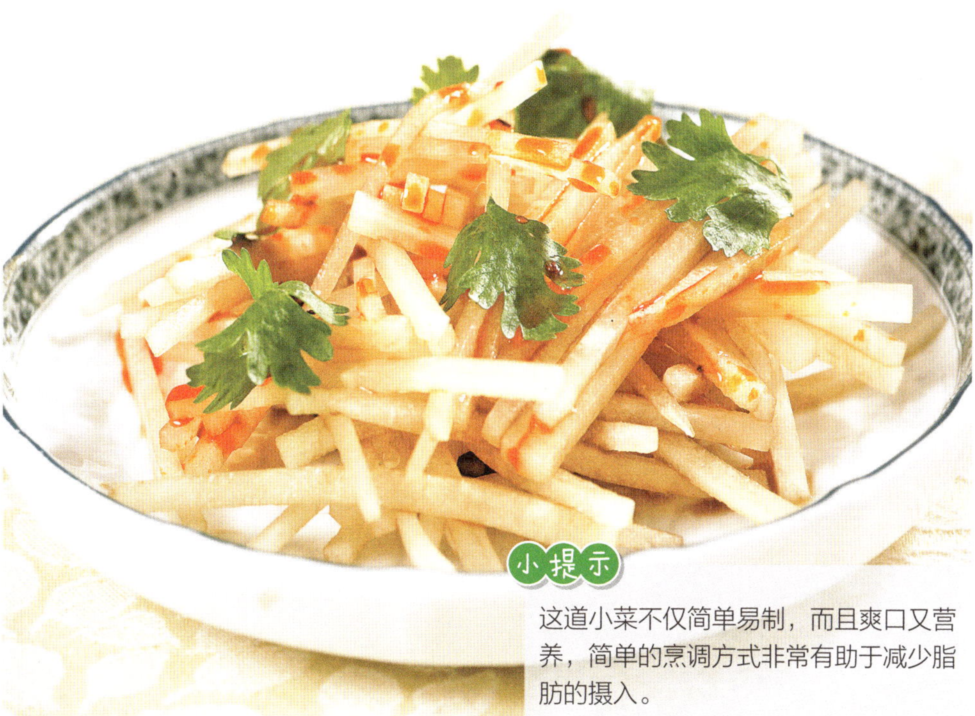

小提示

这道小菜不仅简单易制，而且爽口又营养，简单的烹调方式非常有助于减少脂肪的摄入。

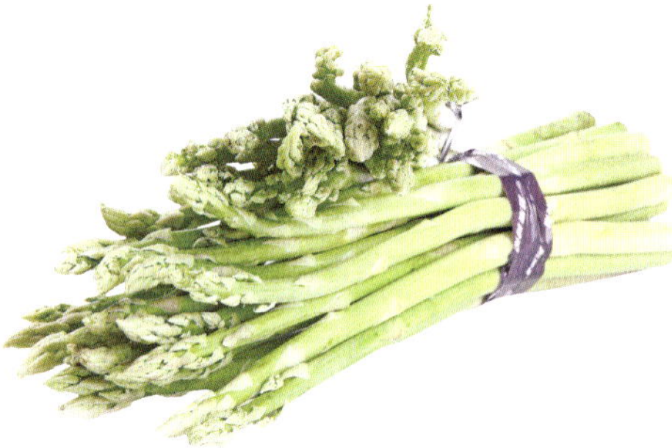

芦笋

扩张血管，增强毛细血管壁弹性

每天推荐量：50克

最佳食用时间：三餐均可

（每100克可食部的含量）

热量	脂肪	蛋白质	碳水化合物	钠	钾
19千卡	0.1克	2.6克	3.3克	12.4毫克	304毫克

降压功效

芦笋中的天冬酰胺可扩张末梢血管，降低血压；其皮中的黄酮类化合物有降血压、增强毛细血管弹性、扩张冠状动脉等作用；所含的膳食纤维有助于高血压患者减轻体重；钾能缓解食盐对人体的损害，降低血压。

百变搭配

- **芦笋＋虾仁** 补肾壮阳、养血固精。
- **芦笋＋鸡蛋** 促进消化。

满分吃法

对新鲜度要求很高：芦笋对新鲜度的要求很高，其鲜度可很快降低，使组织变硬且失去大量营养素，最宜趁鲜食用，不宜久藏。

不宜过度加工：芦笋中的叶酸等营养成分很容易被高温破坏，因此不宜过度加工，更适于微波炉小功率加热、轻焯水或低温快炒等简单快速的烹制方法。

医生悄悄告诉你

与菌菇类搭配适于妊娠高血压患者食用

芦笋含有较多的蛋白质，几乎不含脂肪，是低脂、低糖、高纤维的健康食材。芦笋和草菇、香菇、口蘑等菌菇类一起搭配烹制，不仅可降低血压，改善心血管功能，还能消除疲劳，增进食欲，提高机体代谢能力和免疫力，非常适于妊娠高血压患者食用。

食谱范例

芦笋鲜虾

早餐□ 午餐☑ 晚餐☑

2 人份

扩张血管、平稳血压

材料 芦笋150克，鲜海虾100克。

调料 葱花、姜末、盐、料酒、淀粉、植物油各适量。

做法

1. 芦笋去老皮，洗净，切段；鲜海虾去虾须，剪开虾背，挑出虾线，洗净，用料酒、淀粉腌渍10分钟。
2. 锅置火上，倒入植物油烧至七成热，放葱花、姜末炒香，放入鲜海虾、芦笋翻炒至熟，加盐调味即可。

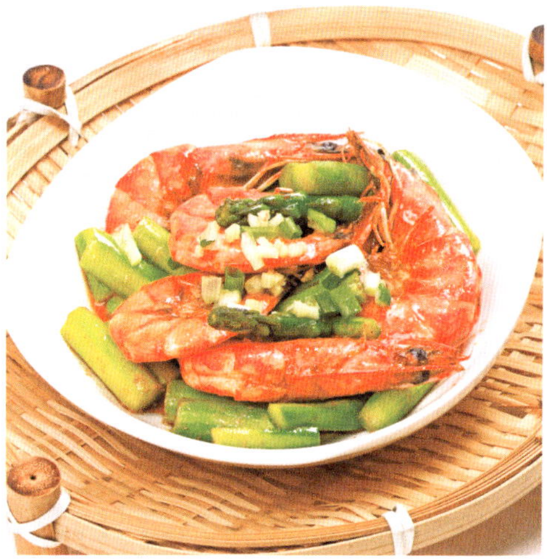

芦笋烧草菇

早餐□ 午餐☑ 晚餐☑

2 人份

增强血管壁弹性

材料 芦笋150克，草菇100克。

调料 葱花、水淀粉、植物油各适量，盐2克。

做法

1. 芦笋择洗干净，切段；草菇洗净，撕成条状，入沸水中焯透，捞出；取小碗，放盐、水淀粉搅匀，制成芡汁。
2. 锅置火上，倒入适量植物油，待油温烧至六成热，放葱花炒香，放入芦笋段翻炒1~2分钟，再加入草菇，淋入芡汁炒匀即可。

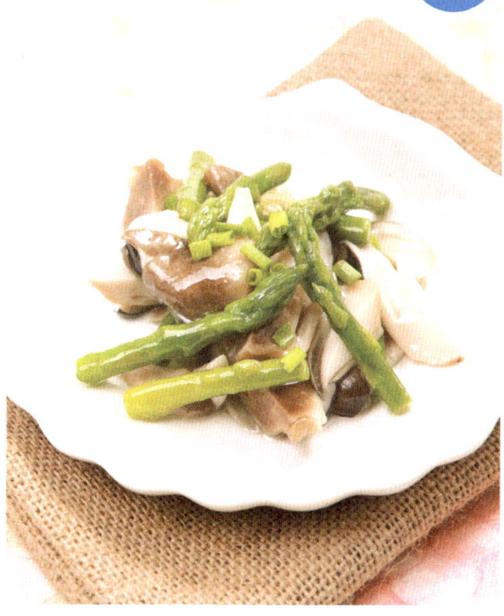

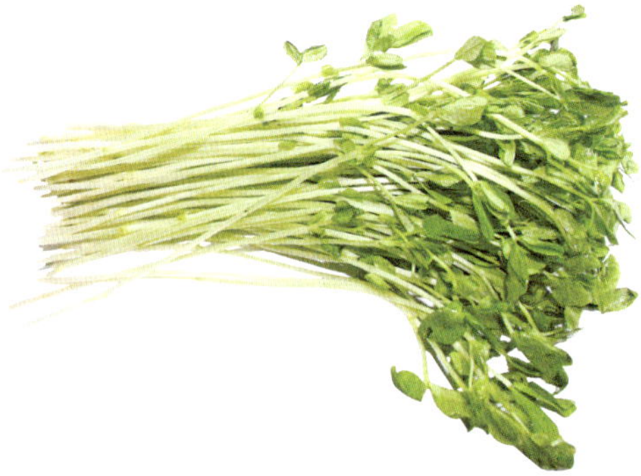

豌豆苗

增强血管弹性，抑制血压上升

每天推荐量：50~100 克

最佳食用时间：三餐均可

（每 100 克可食部的含量）

热量	脂肪	蛋白质	碳水化合物	钠	钾
32 千卡	0.8 克	4.8 克	2.6 克	21 毫克	145 毫克

降压功效

豌豆苗中含有丰富的维生素 P，可增强血管弹性，使血液的流动变得更加顺畅，同时还能抑制血压上升。豌豆苗中丰富的钾可有效排出人体内过剩的钠，是很好的降压食物。

百变搭配

✓ **豌豆苗 + 猪肉** 减少脂肪和胆固醇的吸收。

✓ **豌豆苗 + 玉米** 蛋白质互补。

医生悄悄告诉你

涮火锅的美味蔬菜

冬季人们都喜欢涮火锅，火锅所用食材除了肉食、鱼虾之外，搭配上一些青菜更利于健康和养生。豌豆苗也是一味涮火锅很好的配菜，不仅口感清鲜，嫩绿的颜色也十分诱人，并且具有很好的清肠降脂功效。

满分吃法

不宜久存，现吃现买：选择豌豆苗时越嫩越好，且不宜久存，建议现买现食；若必须存放时，最好放入透气的保鲜袋中，在冰箱内短期储存 1~3 天。

加工、烹调越简单越好：为避免营养成分的损失，豌豆苗应少加工，最好不切，洗净后直接烹制；同时，在烹调方法的选择上，越简单迅速越好，程序不宜过多，焯烫后凉拌、快炒、涮食都是较好的吃法。

食谱范例

豌豆苗拌魔芋豆腐

清肠去油腻

材料 豌豆苗100克，魔芋豆腐150克。

调料 葱花、姜末、盐、食醋、花椒油各适量。

做法

1. 魔芋豆腐放入锅中煮透，捞出晾凉切块。
2. 豌豆苗择洗干净后，入沸水锅中焯烫1分钟左右，捞出过冷水。
3. 将魔芋豆腐和豌豆苗一起放入盘中，加葱花、姜末、盐、食醋、花椒油各适量，一起搅拌均匀即可。

2 人份

早餐☐ 午餐☑ 晚餐☑

功效揭秘

豌豆苗富含钾和维生素P，魔芋中含丰富的膳食纤维，两者一起焯烫后凉拌食用，不仅有很好的清肠去油腻作用，同时降压效果也很好。

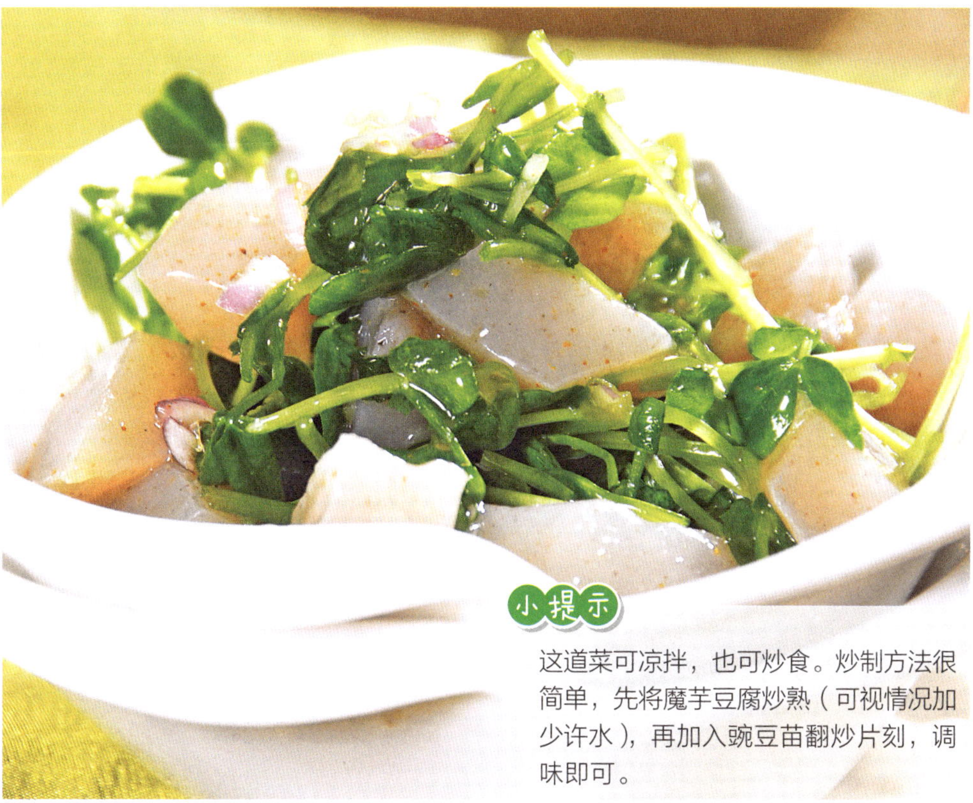

小提示

这道菜可凉拌，也可炒食。炒制方法很简单，先将魔芋豆腐炒熟（可视情况加少许水），再加入豌豆苗翻炒片刻，调味即可。

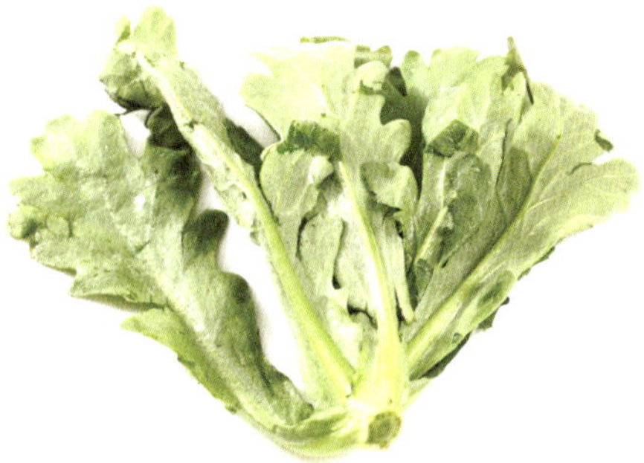

茼蒿

辅助治疗原发性高血压

每天推荐量：50～100克

最佳食用时间：三餐均可

（每100克可食部的含量）

热量	脂肪	蛋白质	碳水化合物	钠	钾
24千卡	0.3克	1.9克	3.9克	161毫克	220毫克

降压功效

茼蒿中的挥发油有利于辅助治疗脾胃不和引起的原发性高血压，改善眩晕胸闷、食少痰多等症状。此外，茼蒿中所含的胆碱也有降血压的作用。

百变搭配

- **茼蒿＋肉、蛋**　营养更全面。
- **茼蒿＋大蒜**　减少脂肪在血管壁上的堆积。

医生悄悄告诉你

茼蒿中的挥发油作用良多

茼蒿中含有一种具有特殊香味的挥发油，其味道清鲜浓郁，不仅可消食开胃、增加食欲，还有稳定情绪、降压补脑、防止记忆力减退的作用。

需要注意的是，这种挥发油遇热易挥发，减弱其功效，因此烹调时间不宜过长，最好大火快炒，迅速出锅。

满分吃法

大火快炒营养损失少：茼蒿中含有一种具有特殊香味的挥发油，遇热易挥发，会减弱茼蒿的健胃作用，烹调时应大火快炒。

榨汁饮用，降压醒脑：用新鲜的茼蒿榨成汁，每天喝2次，每次1杯，可以有效缓解高血压引起的头晕脑涨，同时起到补脑、提高记忆力的作用。

食谱范例

双仁拌茼蒿

早餐□ 午餐☑ 晚餐☑ 2人份

稳定血压

材料 茼蒿200克，松子仁、花生仁各25克。

调料 盐3克，香油2克。

做法

1 将茼蒿择洗干净，下入沸水中焯1分钟，捞出，晾凉，沥干水分，切段；松子仁和花生仁挑去杂质。

2 炒锅置火上烧热，分别放入松子仁和花生仁炒熟，取出，晾凉。

3 取盘，放入茼蒿，用盐和香油拌匀，撒上松子仁和花生仁即可。

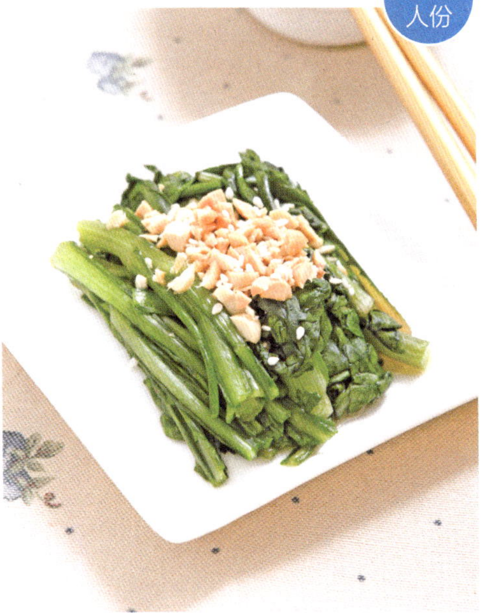

茼蒿烧豆腐

早餐□ 午餐☑ 晚餐☑ 2人份

营养互补，降压

材料 茼蒿150克，豆腐200克。

调料 葱花5克，盐、水淀粉、植物油各适量。

做法

1 茼蒿择洗干净，切末；豆腐洗净，切丁。

2 炒锅置火上，倒入植物油烧至七成热，放葱花炒香，放入豆腐丁翻炒均匀。

3 锅中加适量清水，烧沸后转小火，待水快收干时倒入茼蒿末翻炒2分钟，用盐调味，水淀粉勾芡即可。

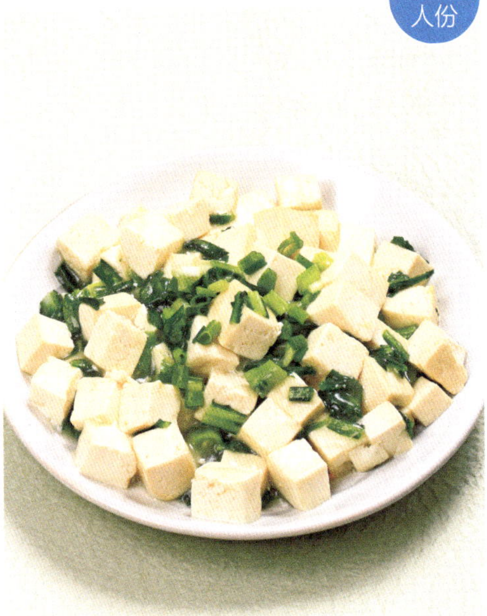

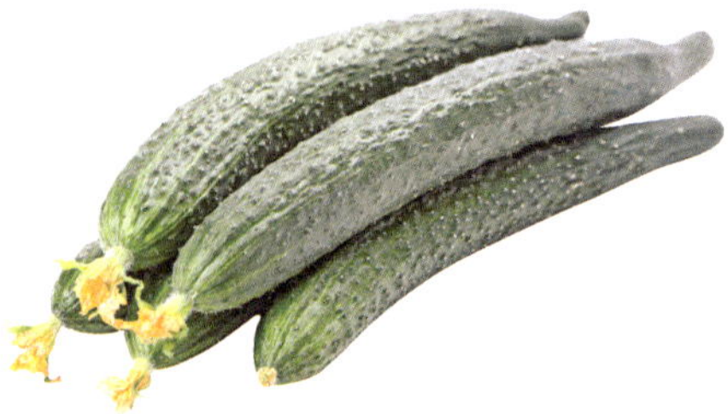

黄瓜

降糖排钠，促进代谢

每天推荐量：100 克

最佳食用时间：三餐均可

（每 100 克可食部的含量）

热量	脂肪	蛋白质	碳水化合物	钠	钾
16 千卡	0.2 克	0.8 克	2.9 克	5 毫克	102 毫克

降压功效

黄瓜中丰富的钾元素，加速了血液的新陈代谢，可促进血液中钠盐的排出，降低血压。

黄瓜皮中所含的异槲皮苷有较好的利尿作用，能使血管壁细胞含钠量下降，从而达到降压的作用。

百变搭配

- **黄瓜 + 豆腐** 清热利尿。
- **黄瓜 + 蜂蜜** 消食通便。

满分吃法

根部可食：黄瓜根部含有较多的苦味素，苦味素有抗癌的作用，所以烹饪时不要把黄瓜根部全部丢掉。

籽皮同吃：吃黄瓜时最好不要削皮去籽。

医生悄悄告诉你

妊娠高血压的女性可吃点煮黄瓜

黄瓜煮熟，不仅其营养成分可以得到很好的保留，同时也有很强的排毒作用，尤其先吃它时，可把后来摄入的食物脂肪、盐分等一同排出体外，不仅有助于控制孕期高血压，同时也能缓解水肿现象。需要注意的是，吃煮黄瓜最合适的时间是在晚饭前。

食谱范例

小炒黄瓜片

早餐☑ 午餐☑ 晚餐☑ 3人份

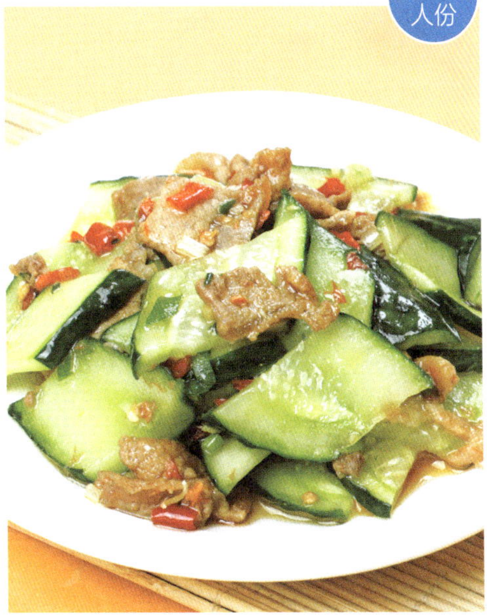

降压排毒，促进代谢

材料 黄瓜300克，猪瘦肉60克。

调料 料酒、白糖各10克，酱油、淀粉、葱花、姜末、盐各5克，剁椒15克，味精、香油、植物油各适量。

做法

1 黄瓜洗净，切薄片；猪瘦肉切片，用少许料酒、酱油、淀粉腌渍15分钟。

2 锅置火上，放油烧热，滑散肉片，加葱花、姜末、剁椒翻炒均匀。

3 加入黄瓜片，大火炒1分钟，加味精、白糖、香油、盐调味即可。

金针菇拌黄瓜

早餐☑ 午餐☑ 晚餐☑ 3人份

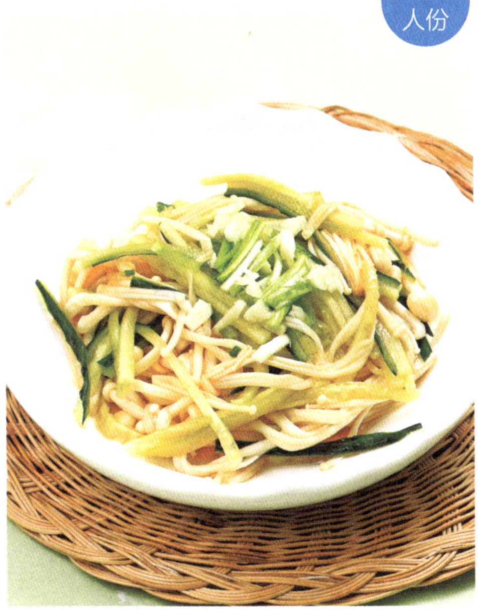

促进体内钠排泄

材料 金针菇、黄瓜各150克。

调料 葱丝、酱油、蒜末、白糖、陈醋、香油各适量。

做法

1 金针菇去根，洗净，放入沸水中焯透，捞出，晾凉，沥干水分；黄瓜洗净，去蒂，切丝。

2 取小碗，放入葱丝、蒜末、酱油、白糖、陈醋、香油拌匀，兑成调味汁。

3 取盘，放入金针菇和黄瓜丝，淋入调味汁拌匀即可。

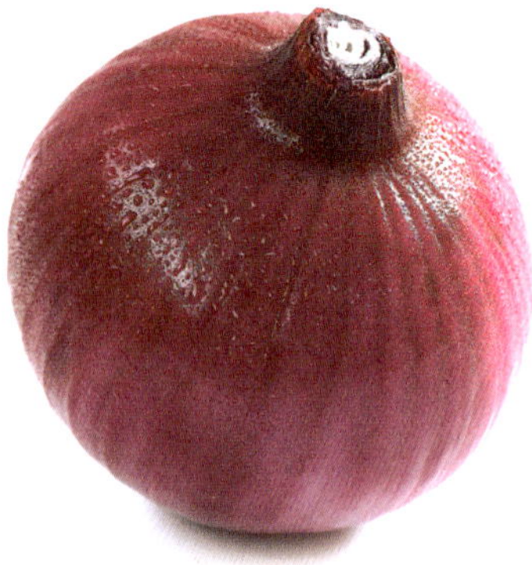

洋葱

减少外周血管阻力

每天推荐量：50 克

最佳食用时间：三餐均可

（每 100 克可食部的含量）

热量	脂肪	蛋白质	碳水化合物	钠	钾
40 千卡	0.2 克	1.1 克	9.0 克	4 毫克	147 毫克

降压功效

洋葱中含有前列腺素 A，是较强的血管扩张剂，能减少外周血管阻力，降低血液黏稠度，降低血压，预防血栓。

洋葱中丰富的钾离子，有利于帮助高血压患者排泄体内的钠盐，降低血压。

洋葱含有降糖成分，所含挥发油有降低胆固醇的功效，对防治高血压并发糖尿病、血脂异常都有一定作用。

百变搭配

- **洋葱 + 番茄** 降低血液黏稠度。
- **洋葱 + 鸡蛋** 促进血液循环。

医生悄悄告诉你

洋葱 + 芹菜 + 黑木耳，降压好搭配

洋葱和黑木耳、芹菜，不论是从营养、降压功效上还是从色彩上来说，都是很好的搭配；从做法上看，既可以将黑木耳、芹菜焯烫后与洋葱一起凉拌，也可以三者一起炒食。

满分吃法

品种不同，吃法不同：洋葱有紫皮和黄皮两种，其中黄皮洋葱肉嫩味淡，更适合鲜食、烘烤或炖煮；紫皮洋葱辛辣味重，更适合炒食。

葡萄酒、醋可提升其降压功效：烹制洋葱时，加少许白葡萄酒或醋，不仅可防止焦煳，味道也会更鲜美，并可提升其降压功效。

烹制时间不宜过长：洋葱易熟，且加热时间越长营养成分损失越多，因此烹制时间不宜过长。

食谱范例

洋葱炒鸡蛋

通畅血管

2
人份

早餐☑ 午餐☑ 晚餐☑

材料 洋葱 1 个，鸡蛋 2 个。

调料 盐 2 克，白糖 5 克，五香粉少许，植物油适量。

做法

1 洋葱去老皮和蒂，洗净，切片；鸡蛋磕开，打散，搅匀。

2 炒锅置火上，倒油烧热，倒入鸡蛋液炒成块，盛出。

3 锅底留油，烧热，放入洋葱炒熟，倒入鸡蛋翻匀，调入盐、白糖、五香粉即可。

功效揭秘

洋葱含前列腺素 A，能通畅血管；鸡蛋做熟后，其中的蛋白质可被酶催化，产生多肽。两者搭配食用，可扩张血管，改善血液循环，降低血压。

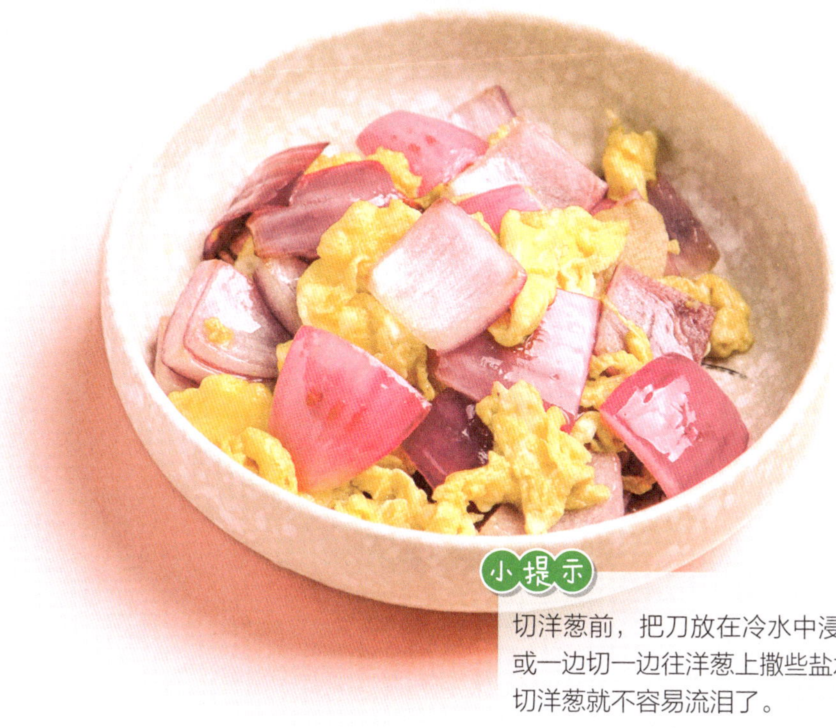

小提示

切洋葱前，把刀放在冷水中浸一会儿，或一边切一边往洋葱上撒些盐水，这样切洋葱就不容易流泪了。

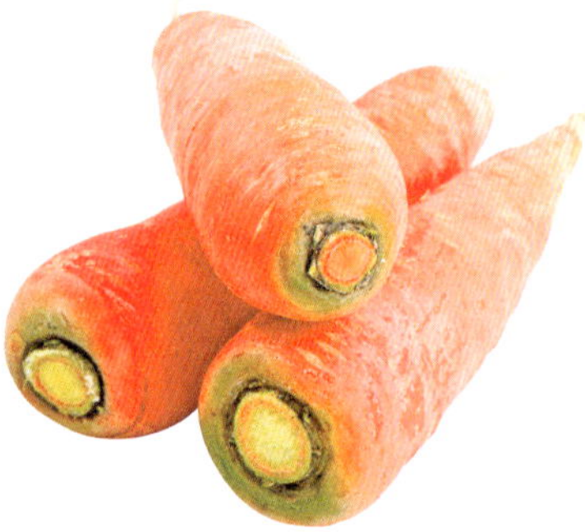

胡萝卜

含槲皮素、山柰酚，可调节血压

每天推荐量：70 克

最佳食用时间：三餐均可

（每 100 克可食部的含量）

热量	脂肪	蛋白质	碳水化合物	钠	钾
32 千卡	0.2 克	1.0 克	8.1 克	121 毫克	119 毫克

降压功效

胡萝卜中含有的琥珀酸钾，可以快速降低血压。

胡萝卜所含的槲皮素，可增加冠状动脉血流量，加强血液循环，降低血脂及血糖，降低高血压患者并发糖尿病的危险。

胡萝卜含有 β - 胡萝卜素、膳食纤维等物质，可调节血压、健脾益气。

百变搭配

- **胡萝卜 + 苦瓜** 降压降糖。
- **胡萝卜 + 红薯** 养肝明目，平稳血糖。

满分吃法

不宜削皮：胡萝卜最好不要削皮吃，因为 β - 胡萝卜素主要存在于皮中，再加上胡萝卜皮只有薄薄一层，所以吃胡萝卜时不用削皮。

与肉类同煨：胡萝卜素属脂溶性物质，与肉类同煨，会更有利于其中营养成分的吸收和利用。

烹调时不加醋：烹调胡萝卜时不宜加醋，否则会破坏其所含的 β - 胡萝卜素，使营养价值大大降低。

医生悄悄告诉你

胡萝卜是降低体内胆固醇的好帮手

胡萝卜富含一种叫果胶酸钙的物质，它可与体内的胆酸结合后排出体外，进而起到降低胆固醇的效果。同时，体内胆固醇含量越高，其降低胆固醇的效果越明显；若体内胆固醇含量正常，食用胡萝卜并不影响人体内的总胆固醇水平。

食谱范例

肉炒胡萝卜丝

早餐□ 午餐☑ 晚餐☑

3人份

促进钠元素排出

材料 胡萝卜 250 克，猪瘦肉 100 克。

调料 葱丝、姜丝各 5 克，料酒、酱油各 10 克，盐 4 克，植物油。

做法

1 胡萝卜洗净，切丝；猪瘦肉洗净，切丝，用料酒、酱油腌制。

2 锅置火上，放油烧热，用葱丝、姜丝炝锅，下入肉丝翻炒，至肉丝变色盛出；炒锅倒油烧热，放入胡萝卜丝煸炒一会儿，加入盐和适量水，稍焖，待胡萝卜丝烂熟时，加肉丝翻炒均匀即可。

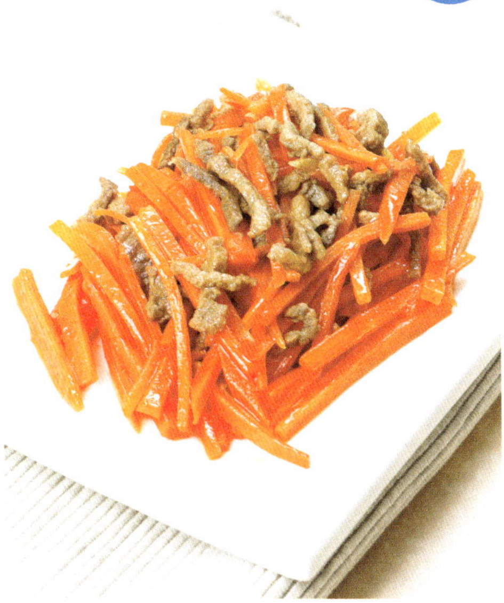

红薯拌胡萝卜丝

早餐☑ 午餐☑ 晚餐☑

3人份

平稳血糖，解毒降压

材料 胡萝卜 200 克，红薯 200 克。

调料 黑芝麻、香油各适量，盐 2 克。

做法

1 红薯去皮，洗净，切丝；胡萝卜洗净，切丝。

2 将红薯丝和胡萝卜丝分别放入沸水中焯烫至熟，捞出沥干水分，混合放入容器内，加盐、香油拌匀，撒上黑芝麻即可。

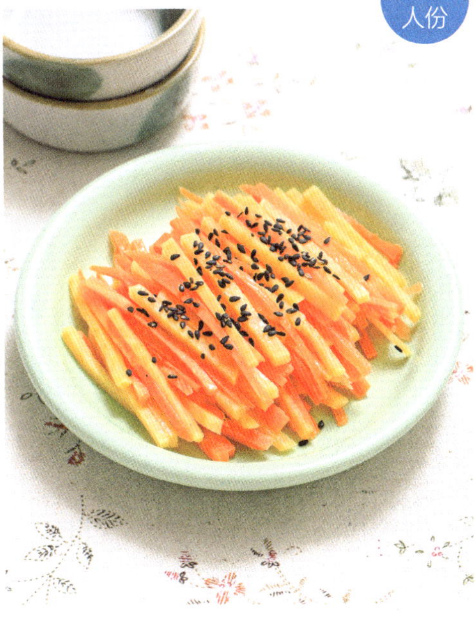

小提示

胡萝卜素为脂溶性维生素，长期摄取过多，易在体内沉积，从而造成皮肤发黄。

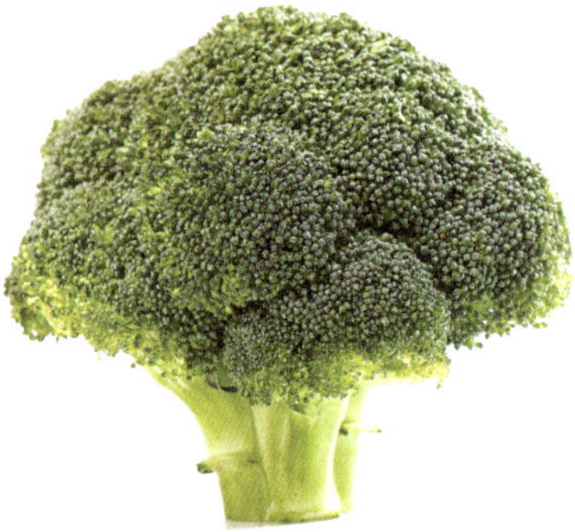

西蓝花

增强血管壁弹性，调节血压

每天推荐量：70 克

最佳食用时间：三餐均可

（每 100 克可食部的含量）

热量	脂肪	蛋白质	碳水化合物	钠	钾
27 千卡	0.6 克	3.5 克	3.7 克	47 毫克	179 毫克

降压功效

西蓝花中维生素 C 和叶绿素的含量都很高，可抗氧化，清除自由基，保障体内舒张血管的一氧化氮的供应，能强有力地调节血压。

西蓝花中的类黄酮是最好的血管清理剂，能增强血管壁弹性，使血液流通顺畅，达到调节血压的作用。此外，西蓝花中的胆碱可促进脂肪代谢，降低血压。

医生悄悄告诉你

苏打水浸泡去除残留物质

西蓝花虽然营养丰富，却极不易清洗，又很容易有农药残留其中，若用清水直接冲洗清除农药残留的效果不佳，可在水中放入一些小苏打，将西蓝花球朝下浸泡几分钟，不仅可以有效去除其中残留的农药，还有助于驱赶其中的菜虫。

百变搭配

- **西蓝花 + 鸡肉** 提高免疫力。
- **西蓝花 + 香菇** 降脂、降压。
- **西蓝花 + 番茄** 消肿抗癌。

满分吃法

搭配含碘较高的食材同吃：西蓝花含有少量致甲状腺肿的物质，会影响甲状腺对碘的利用，因此碘摄入不足或患碘缺乏性甲状腺肿者，适宜搭配含碘较高的食材（如海带、紫菜等），以维持甲状腺正常功能。

不宜生吃：西蓝花、菜花等十字花科蔬菜含有丰富的膳食纤维，生吃不易消化，煮熟再吃不仅口感好、易消化，也有助于营养成分的吸收。

焯烫后再榨汁：西蓝花也可以榨汁饮用，但最好在沸水中稍加焯烫后再榨汁。

食谱范例

清炒西蓝花

促进肝脏排毒，增强体质

3 人份

早餐☑ 午餐☑ 晚餐☑

材料 西蓝花250克，胡萝卜50克。

调料 盐2克，鸡精2克，蒜末、水淀粉、植物油各适量。

做法

1 西蓝花掰成小朵洗净；胡萝卜洗净切片。
2 锅中烧水，水开后加点盐，将西蓝花焯一下捞出沥干；胡萝卜焯水捞出沥干。
3 锅中放入底油，油热后倒入蒜末爆香，再倒入西蓝花和胡萝卜，大火翻炒2分钟，然后加盐、鸡精，倒入水淀粉翻炒就可以起锅了。

功效揭秘

西蓝花中的维生素C和叶绿素能够舒张血管，所含的类黄酮能增强血管壁弹性，清炒更有利于人体对这些营养成分的吸收，而且能够帮助高血压患者进行肝脏排毒。

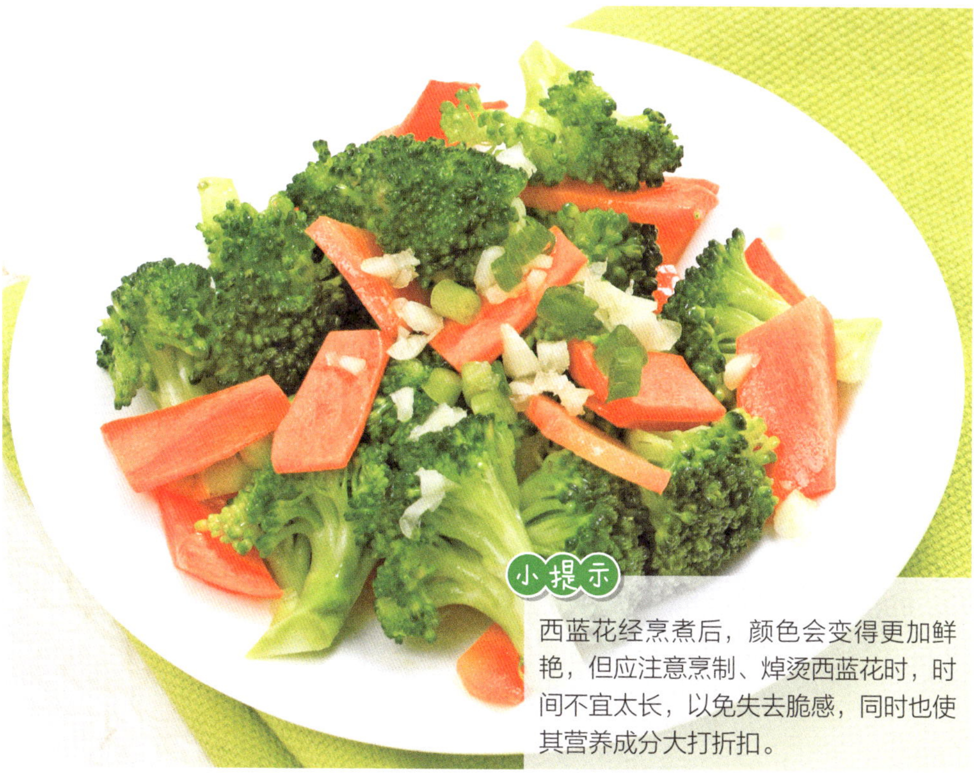

小提示

西蓝花经烹煮后，颜色会变得更加鲜艳，但应注意烹制、焯烫西蓝花时，时间不宜太长，以免失去脆感，同时也使其营养成分大打折扣。

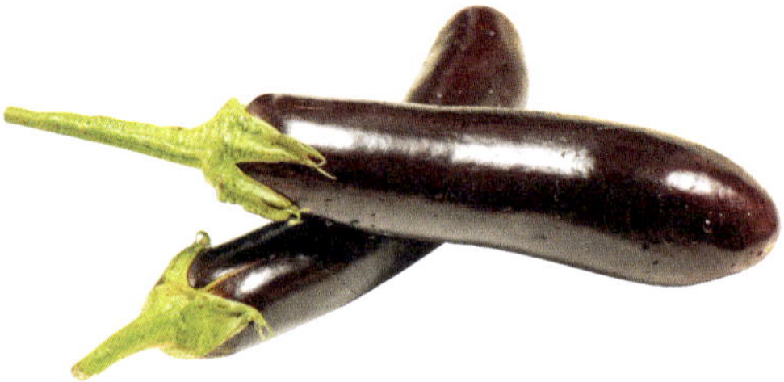

茄子

增强血管壁弹性，减少血管阻力

每天推荐量：200 克左右

最佳食用时间：三餐均可

（每 100 克可食部的含量）

热量	脂肪	蛋白质	碳水化合物	钠	钾
23 千卡	0.2 克	1.1 克	4.9 克	5 毫克	142 毫克

降压功效

茄子中的膳食纤维可避免胆固醇沉积在血管壁而造成血压升高，同时还能促进钠的排出，降低血压。其所含的钙能减轻钠对血压的不利影响。

茄子含丰富的维生素 P，能增强人体细胞间的黏着力，增强毛细血管弹性，降低毛细血管的脆性及渗透性，使心血管保持正常功能。

医生悄悄告诉你

最宜蒸食，清淡少油又降压

为避免维生素 P 等营养成分的大量流失，食用茄子时最好不用油炸的方式，以蒸食最好，再加上同样具有降压作用的大蒜，不仅诱人食欲，降压功效也会更好，同时还有助于降低高血压并发症带来的危险。茄子清蒸，简单美味又醒胃，适合高血压患者胃口不佳时食用。

百变搭配

- **茄子 + 辣椒** 增强营养吸收。
- **茄子 + 番茄** 保护心血管。
- **茄子 + 鸡蛋** 降低胆固醇的吸收。

满分吃法

与皮同吃：茄子不宜去皮食用，因为茄皮含有丰富的维生素 E 和花青素等营养成分，对高血压患者非常有益。

挑选鲜嫩茄子吃：高血压患者应该挑选皮脆鲜嫩的茄子吃，老茄子不宜多吃，因为老茄子中含有较多的茄碱，对人体有害。

少油吃法：炒茄子时，锅内先不放油，可将清洗后切好的茄子放锅内小火干炒至茄子变软后，再用油烧制。

食谱范例

蒜泥茄子

维持血管弹性，防止动脉硬化

3 人份

早餐☑ 午餐☑ 晚餐☑

材料 圆茄子300克，大蒜35克。

调料 盐2克，醋8克，香菜末、香油各适量。

做法

1 圆茄子洗净，切厚片；大蒜去皮，切末。

2 将茄子片蒸20分钟，取出，晾凉。

3 将蒜末、盐、醋调匀，和香菜末一起放茄子上，滴上香油即可。

功效揭秘

茄子富含维生素P，能够维持血管弹性，保护心血管；大蒜含钾较高，具有明显的降脂作用。这道菜对高血压患者具有很好的食疗作用。

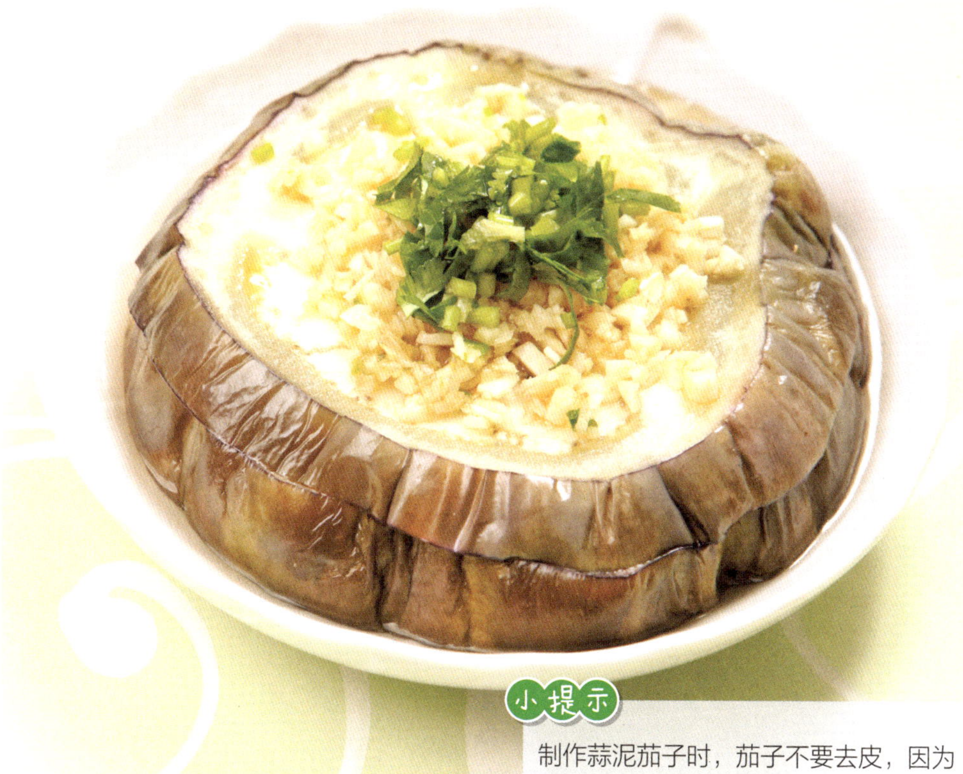

小提示

制作蒜泥茄子时，茄子不要去皮，因为茄皮中含有对降压有益的物质。

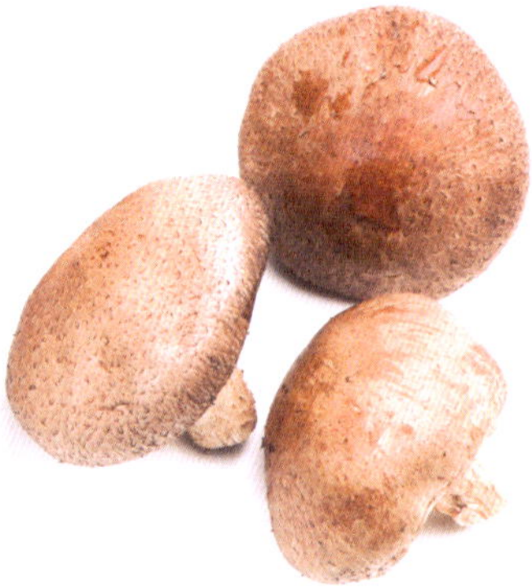

香菇

预防动脉硬化，保护血管健康

每天推荐量：50~100克（鲜）

最佳食用时间：三餐均可

（每100克可食部的含量）

热量	脂肪	蛋白质	碳水化合物	钠	钾
26千卡	0.3克	2.2克	5.2克	1毫克	20毫克

降压功效

香菇中的香菇嘌呤能促进体内胆固醇的分解和排泄，降低血中胆固醇，防止动脉硬化，是高血压患者防治心血管疾病的理想食物。

香菇中含有的胆碱可分解血液中的同型半胱氨酸，保护血管健康，降低血压，此外还具有维护脑部健康、防止记忆力衰退的作用。

医生悄悄告诉你

“三高”患者的好选择

香菇中含有酪氨酸、胆碱、嘌呤、氧化酶以及某些核酸物质，不仅有降低血压、胆固醇和血脂的作用，也可预防动脉硬化、肝硬化等疾病，同时也是糖尿病患者很好的营养补充剂。

百变搭配

- **香菇＋油菜** 降压减脂，均衡营养。
- **香菇＋豆腐** 健胃益脾。

满分吃法

干香菇味道更香：干香菇在晒干或烘干过程中，其内部的核糖核酸更容易释放，在烹饪时更容易被水解为鸟苷酸，鸟苷酸是香菇鲜味的主要来源，其鲜度远高于普通味精，因此，用干香菇烹制菜肴，味道更加浓郁鲜美。

泡发后食用：使用干香菇烹调前，最好先用约80℃的热水将干香菇适度泡发，不可浸泡过久，等菇盖全部软化即可捞起，以免香菇的鲜味物质流失。

食谱范例

香菇西蓝花

早餐☑ 午餐☑ 晚餐☑ 2人份

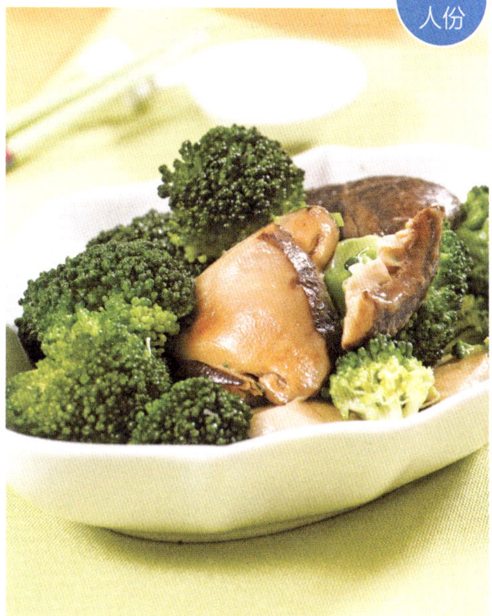

预防动脉硬化

材料 鲜香菇150克，西蓝花150克。

调料 葱花、盐、植物油各适量。

做法

1 鲜香菇去蒂，洗净，入沸水中焯透，捞出，晾凉，切片；西蓝花洗净，掰成小朵，入沸水中焯1分钟，捞出。

2 炒锅置火上，倒入适量植物油，待油烧至七成热，放葱花炒出香味，放入香菇片和西蓝花翻炒均匀，用盐调味即可。

香菇油菜

早餐☑ 午餐☑ 晚餐☑ 2人份

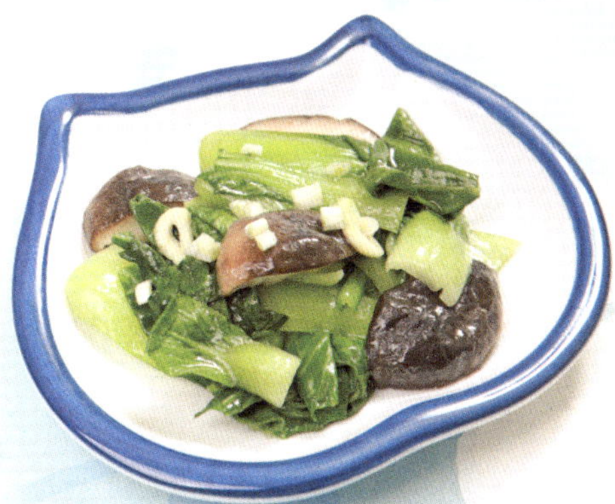

促进胆固醇分解，预防动脉硬化

材料 干香菇30克，油菜300克。

调料 酱油、水淀粉各5克，盐2克，植物油、葱花各适量。

做法

1 油菜洗净；香菇用温水泡发，洗净，去蒂，挤干水分，切片。

2 锅置火上，放油烧热，放入香菇翻炒，再放入油菜，加盐、酱油翻炒，用水淀粉勾芡，加葱花即可。

小提示

干香菇浸泡后，很多营养物质都溶在水中，浸泡的水可在烹制时加入菜肴中。

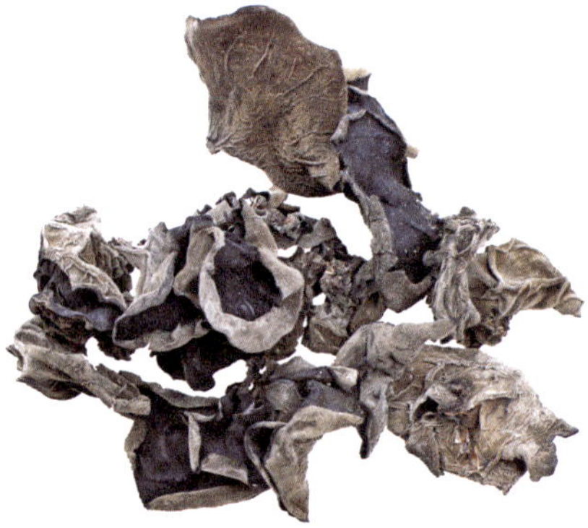

黑木耳

清肠降脂，预防血栓

每天推荐量：50~70 克

最佳食用时间：三餐均可

（每 100 克可食部的含量）

热量	脂肪	蛋白质	碳水化合物	钠	钾
265 千卡	1.5 克	12.1 克	65.6 克	49 毫克	757 毫克

降压功效

黑木耳中的多糖能抑制胆固醇在血管壁上的沉积，防止动脉硬化和血栓的形成，减轻血液对血管壁的压力，从而起到降低血压的作用。

黑木耳中的可溶性膳食纤维，能促进胃肠蠕动，促使肠道脂肪食物的排泄，减少脂肪的吸收，具有减肥作用，对于肥胖引起的高血压有一定的预防作用。

黑木耳的含钾量非常高，对高血压患者有较好的辅助治疗作用。

百变搭配

- ✔ **黑木耳＋鸡蛋** 促进营养吸收。
- ✔ **黑木耳＋黄瓜** 降脂降压。

满分吃法

干黑木耳泡透食用：干黑木耳烹调前宜用温水或温淘米水泡发，并且在泡发过程中最好多换几次水，不仅可彻底去除其中的杂质，而且泡出的黑木耳更加肥大松软，味道更鲜美。

最好别吃新鲜黑木耳：新鲜黑木耳中含有一种名为“卟啉”的物质，这种物质进入人体后，经阳光照射会发生植物日光性皮炎，引起皮肤瘙痒，使皮肤暴露部分出现红肿、痒痛，产生皮疹、水疱，因此最好不要吃新鲜黑木耳。

医生悄悄告诉你

黑木耳是血管和肠胃的清道夫

黑木耳不仅对血管养护清理很有好处，其丰富的胶质还可把残留在人体消化系统内的食物残渣和代谢废物吸附集中起来，并随粪便排出体外，起到清胃涤肠的作用。

食谱范例

胡萝卜炒黑木耳

3 人份

排毒抗癌，保持血管畅通

早餐☑ 午餐☑ 晚餐☑

材料 胡萝卜150克，水发黑木耳50克。

调料 葱段、姜丝、料酒、盐、植物油各适量。

做法

1 将胡萝卜洗净，去蒂，切成丝；黑木耳洗净，撕片。

2 锅中放少量油，烧热后，下葱段、姜丝爆香，烹入料酒，倒入胡萝卜丝、黑木耳煸炒，加少许清水，稍焖，待熟后，用盐调味即可。

功效揭秘

黑木耳中的多糖能抑制胆固醇在血管壁上的沉积，减轻血液对血管壁造成的压力；胡萝卜含槲皮素、胡萝卜素，能有效调节血压。两者同食，具有降压、排毒抗癌、保持血管畅通、增加冠状动脉血流量的作用。

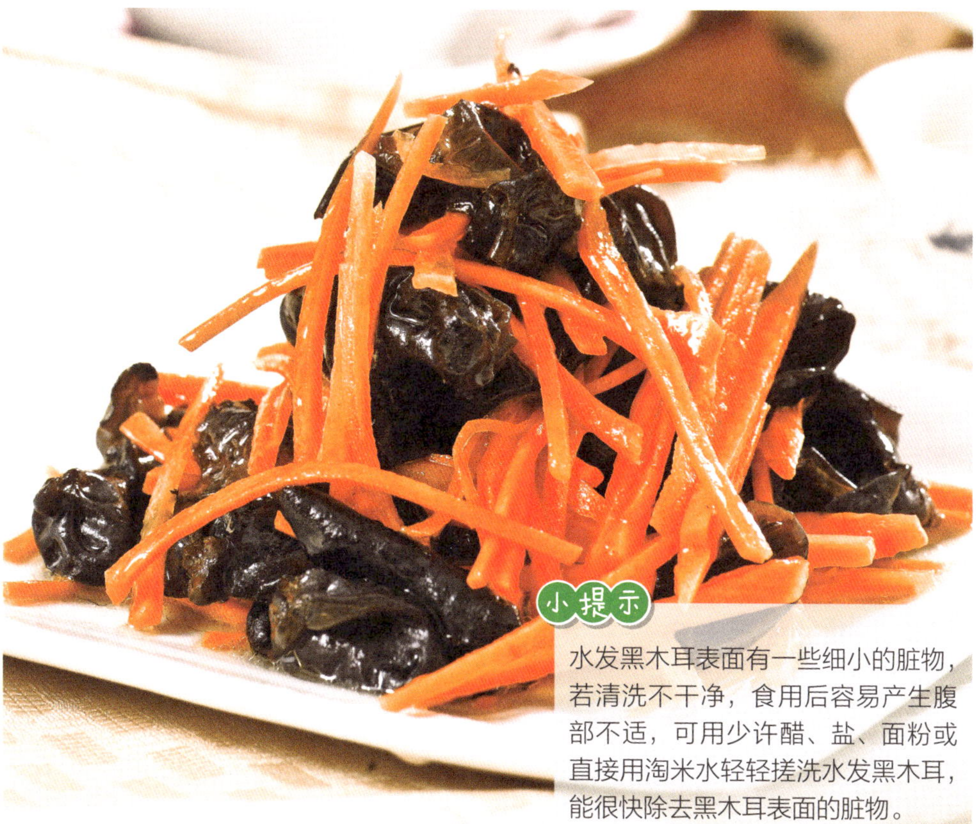

小提示

水发黑木耳表面有一些细小的脏物，若清洗不干净，食用后容易产生腹部不适，可用少许醋、盐、面粉或直接用淘米水轻轻搓洗水发黑木耳，能很快除去黑木耳表面的脏物。

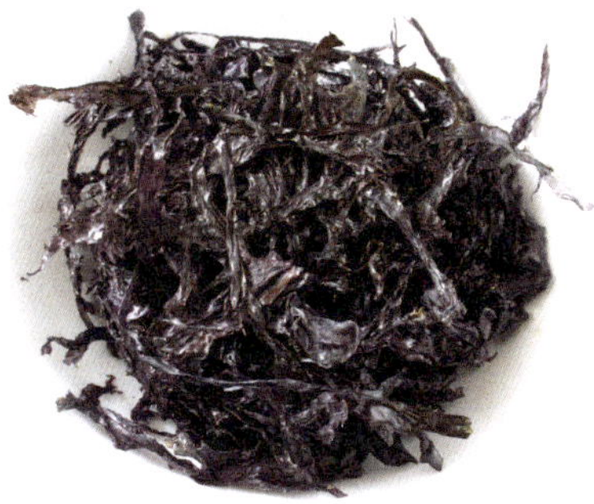

紫菜

降低血清胆固醇、改善血管功能

每天推荐量：10 克左右

最佳食用时间：三餐均可

（每 100 克可食部的含量）

热量	脂肪	蛋白质	碳水化合物	钠	钾
250 千卡	1.1 克	26.7 克	44.1 克	711 毫克	1796 毫克

降压功效

紫菜中的胆碱可促进脂肪代谢，保护血管健康，有效预防动脉硬化，从而降低血压。此外，紫菜中的降血压肽具有松弛血管平滑肌、调节血压的作用。

紫菜中含有的牛磺酸，能降低体内胆固醇含量，有利于降低高血压的发病率。

医生悄悄告诉你

与谷类同食营养互补

谷类的植物蛋白中多缺少赖氨酸，使蛋白质的利用率大打折扣，紫菜中则含有丰富的赖氨酸，两者一同食用能够实现蛋白质的互补，提高了谷类的营养价值。

百变搭配

- **紫菜 + 鸡蛋** 降压减肥。
- **紫菜 + 虾皮** 提高免疫力。

满分吃法

食用前先泡发： 食用紫菜前最好先用清水泡发，并换 1~2 次水，以清除其中的污染、有毒物质。此外，若紫菜冷水浸泡后呈蓝紫色，说明紫菜在干燥、包装前已被有毒物所污染，对人体有害，不宜食用。

与肉同食： 紫菜性寒，体弱者食用时应搭配一些肉类、蛋类以降低寒性；脾胃虚寒、腹痛便溏者应忌食或少食。

食谱范例

紫菜豆腐汤

早餐☑ 午餐☑ 晚餐☑

3人份

降压美容，补充蛋白质

材料 紫菜10克，豆腐200克。

调料 盐2克，酱油5克，香油4克，胡椒粉少许。

做法

1 将紫菜撕碎；豆腐洗净，切块。
2 砂锅中加适量水，煮沸后放入豆腐，放入盐、酱油调味，加入紫菜再次煮沸，放入胡椒粉拌匀，淋入香油即可。

小提示

紫菜富含碘、钙等，具有清热化湿的作用，豆腐富含蛋白质，两者搭配对高血压患者可起到美容养颜的作用。

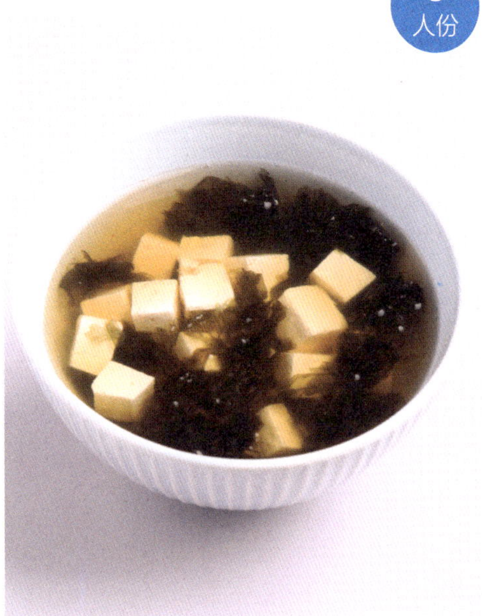

虾仁紫菜汤面

早餐☑ 午餐☑ 晚餐☑

2人份

清除血管内的胆固醇沉积

材料 虾仁20克，鸡蛋1个，干紫菜10克，手擀面150克。

调料 盐2克，葱花5克，植物油适量。

做法

1 虾仁洗净，去虾线；干紫菜泡发，撕碎；将鸡蛋打入碗内，搅匀。
2 锅置火上，放油烧热，放入葱花煸出香味。
3 向锅内倒入适量开水，将手擀面下入锅中煮至九分熟。
4 放入虾仁，加少许盐，浇上鸡蛋液，蛋花浮起时，倒入装有紫菜的汤碗中即可。

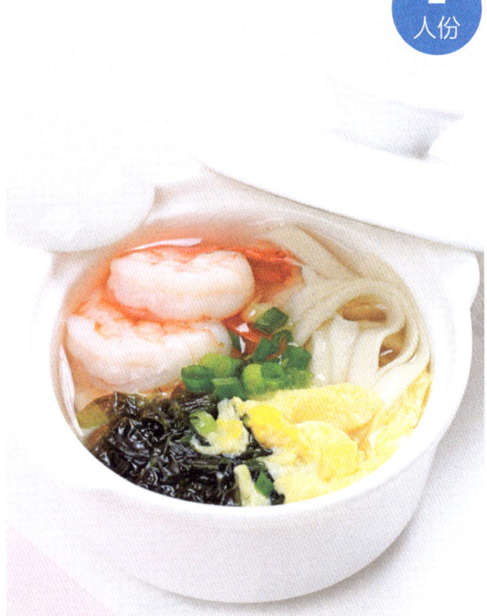

水果怎么吃

高钾水果更有利于降压

香蕉、猕猴桃、柑橘、葡萄、柚子、西瓜等高钾水果有利于降压。高血压人群在吃水果时，适当多选择这些水果会更有利于体内钠盐的排出，而起到降压作用。

每天 200~350 克

利尿高钾水果虽然对血压控制有利，但也不宜摄入过多，因为水果大多含有较高的糖分，高血压患者摄入太多糖分不仅增加并发糖尿病的风险，同时对血压的控制也是不利的。因此，《中国居民膳食指南（2022）》建议每人每天摄入的水果量控制在 200～350 克，相当于 1～2 个中等大小的苹果，高血压人群可按照这个标准来控制水果量。

优选新鲜应季水果

吃水果时还有一个原则，那就是优选新鲜应季水果。“新鲜”这一点不难理解，因为新鲜的水果才能保留更多的营养成分，口感也会更好。

现代反季节水果越来越多，相对于这些水果，应季水果经过充分的日晒，口感、营养等品质会更优，如夏季的桃，夏末秋初的苹果、梨，以及秋末冬初的大枣等；还有些水果，如草莓、桑葚等，成熟期很短，且难以储藏，只能集中上市，因此，应季水果就成为首选。

冬季给水果稍加热再吃

1. 热水浸泡，如香蕉、橘子、柚子、石榴等水果，取出果肉后放入碗中或食品袋里，在热水中浸泡几分钟即可。

2. 微波加热也是一种不错的方法，梨、苹果、橙子、山楂等水果可切成小块加热 30 秒。

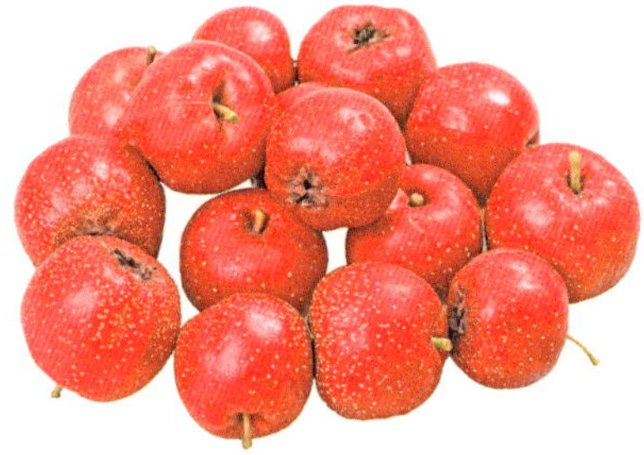

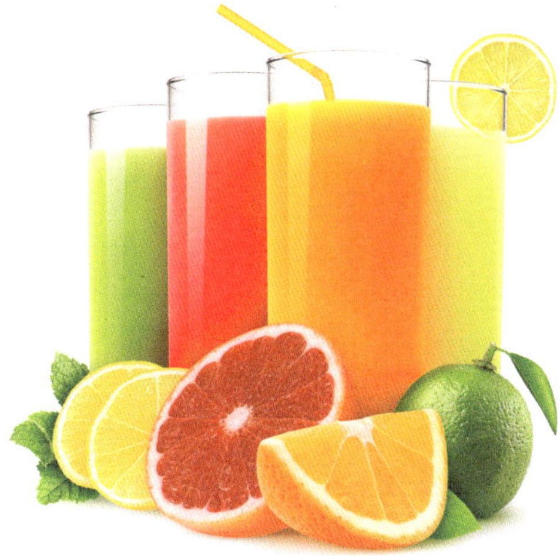

水果打汁后要连同渣一同吃掉，一般人最好直接吃水果，对于牙齿不好的老年人则比较适合榨成果汁后饮用。

尽量吃完整水果

健康的饮食模式要包括水果，尤其是“完整水果”。这里的整个水果主要是指水果要尽量带皮吃。很多人在吃水果时往往会把果皮弃去不要，其实很多果皮不仅含维生素 C、果胶、纤维素，还含有抗氧化的花青素和其他多酚类物质，对健康更有好处。

例如，苹果皮中的总多酚含量达 307 毫克 /100 克，总黄酮为 184 毫克 /100 克，原花青素为 105 毫克 /100 克，这些都是有利于降低或控制血压的成分；再如西瓜皮，相比西瓜瓤，其糖分要更少一些，且味甘性凉，有很好的清暑热、除心烦的功效，更适于高血压患者在夏季食用。

因此，高血压患者吃水果时最好带皮一起吃，或是把皮留下来晒干，泡茶或煮水饮用，如苹果皮、梨皮、橘子皮等；也可以与果肉一起榨汁饮用，或是做成菜食用，如西瓜皮等。

喝果汁最好搭配蔬菜

牙不好、咀嚼能力不强的老年高血压患者可能不太喜欢吃水果，对于这些老年人，不妨改喝果汁。

但是喝果汁时要注意，最好是家里做鲜榨果汁饮用，不宜购买成品果汁，因为成品果汁一般都含有较多的糖分以及各种添加剂。

此外，最好是水果和蔬菜一起榨汁，并注意不要过滤去渣，这样可减少水果用量，以免摄入过多，同时可降低其中的糖分含量。

对于普通人，还是建议直接食用水果，不仅营养素没有损失，而且咀嚼过程对牙齿、牙龈都有好处。

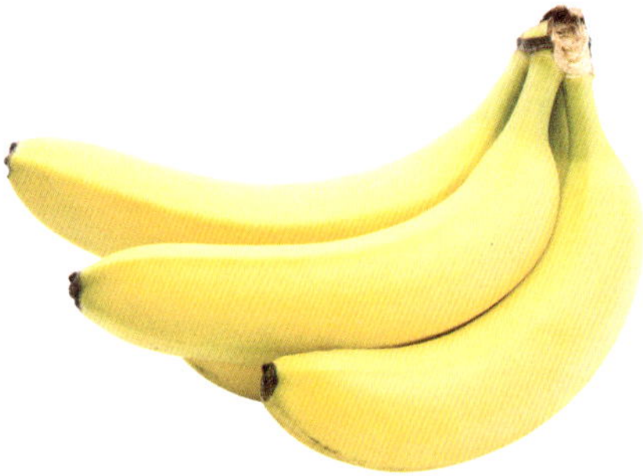

香蕉

对抗钠离子过多造成的血压升高

每天推荐量：1~2 根

最佳食用时间：三餐均可

（每 100 克可食部的含量）

热量	脂肪	蛋白质	碳水化合物	钠	钾
93 千卡	0.2 克	1.4 克	22.0 克	1 毫克	256 毫克

降压功效

香蕉中含有丰富的钾，可维持体内钠钾平衡和酸碱平衡，使神经肌肉保持正常，心肌收缩协调，对高血压及心脑血管疾病患者有益。

香蕉含有水溶性及不溶性两种膳食纤维。水溶性膳食纤维可以与胆汁酸结合，降低胆固醇水平；而不溶性膳食纤维会促进肠蠕动，帮助胆固醇的排泄，防止高血压和血脂异常。

百变搭配

- **香蕉 + 燕麦** 改善睡眠。
- **香蕉 + 牛奶** 提高维生素 B_{12} 的吸收率。

医生悄悄告诉你

香蕉搭配牛奶降压功效更优

香蕉富含钾，可使过多的钠离子排出体外，使血压降低；牛奶中富含钙，高钙可增加尿钠排泄，两者搭配使降压的功效更优。两者搭配食用的方法也很简单：香蕉剥皮切小块后，与牛奶一起放入果汁机中打匀，就是一杯极佳的抗高血压果汁；或是香蕉剥皮切块后淋上酸奶，就是一份极佳的降压甜品。

满分吃法

香蕉沙拉：香蕉可以搭配其他水果一起凉拌做成沙拉，可以润肠通便，帮助高血压患者调理肠胃功能。

食谱范例

香蕉奶香麦片粥

2 人份

促进钠排出，维持钠钾平衡

早餐☑ 午餐☑ 晚餐☑

材料 香蕉、燕麦片各 100 克，牛奶 200 毫升，葡萄干 20 克。

做法

1 香蕉去皮，切小丁；葡萄干洗净，备用。

2 锅内倒入适量清水烧开，放入燕麦片，大火烧开后转小火煮至粥稠，晾至温热，淋入牛奶，放上香蕉丁、葡萄干即可。

功效揭秘

香蕉中丰富的钾可维持体内钠钾平衡和酸碱平衡，起到降压作用；燕麦所含的膳食纤维可使体内多余的钠随大便排出体外，降低钠含量，从而辅助降血压。

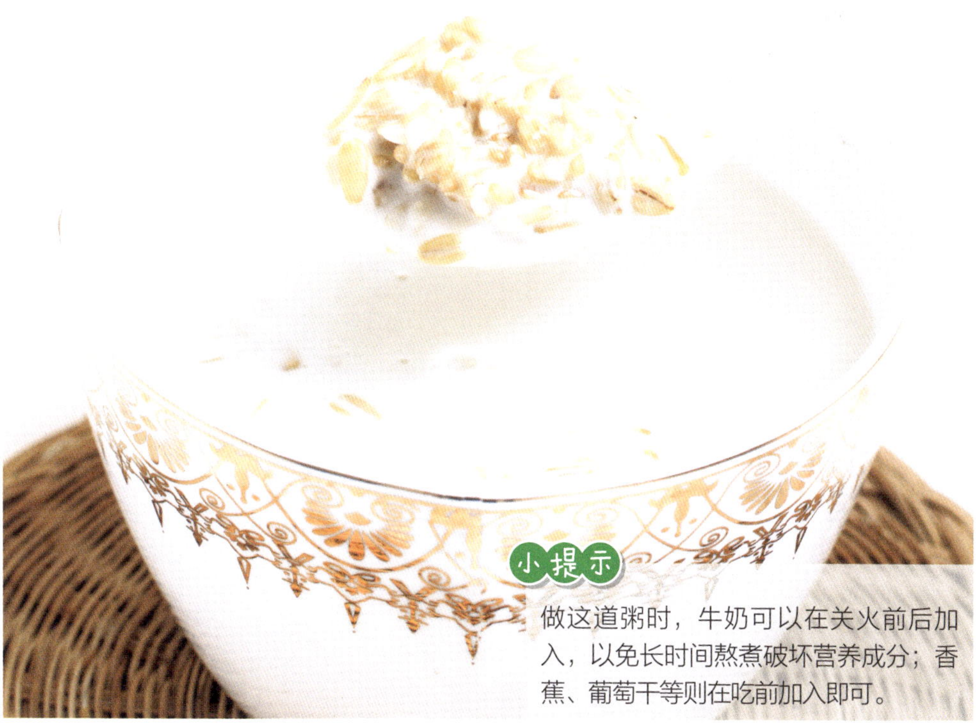

小提示

做这道粥时，牛奶可以在关火前后加入，以免长时间熬煮破坏营养成分；香蕉、葡萄干等则在吃前加入即可。

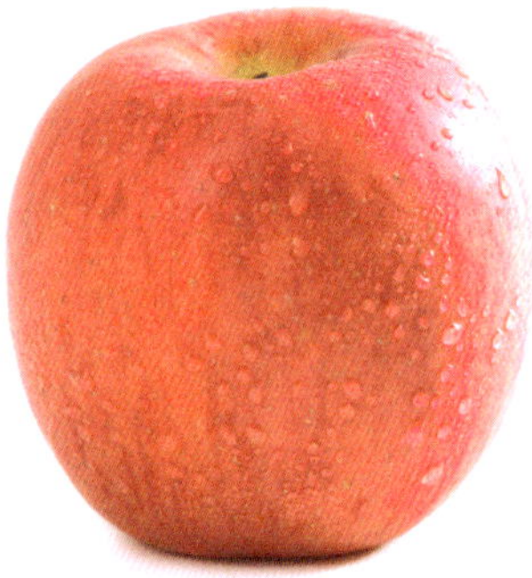

苹果

钾含量高，帮助降压

每天推荐量：1~2 个

最佳食用时间：三餐均可

（每 100 克可食部的含量）

热量	脂肪	蛋白质	碳水化合物	钠	钾
53 千卡	0.2 克	0.2 克	13.5 克	1 毫克	119 毫克

降压功效

苹果含有丰富的钾，可促进钠排出体外，从而降低血压；同时，钾离子还能有效保护血管，降低脑卒中的发病风险。苹果中的维生素 C 和类黄酮有扩张血管、降低血压的功效。

苹果中含有的果胶有助于降低胆固醇，保护心血管，预防动脉硬化。

医生悄悄告诉你

苹果有助于补养大脑

苹果不仅含有丰富的糖、维生素和矿物质等大脑必需的营养素，还富含锌元素——构成与记忆力息息相关的核酸和蛋白质的必不可少的元素，白领一族适当多吃一些苹果不仅可帮助控制血压，同时也可补养大脑、增强记忆。

百变搭配

- **苹果 + 猪肉** 抑制胆固醇吸收。
- **苹果 + 胡萝卜** 增强抵抗力。
- **苹果 + 银耳** 补充膳食纤维。

满分吃法

吃苹果与吃饭时间隔开：如果吃完苹果立即吃饭或者饭后立即吃苹果，不但不利于消化，还可能造成胀气和便秘。因此，最好在饭前 1 小时或饭后 2 小时吃苹果。

细嚼慢咽：吃苹果时细嚼慢咽，不仅有利于消化，更重要的是有利于营养的吸收。

食谱范例

苹果海带汤

早餐☑ 午餐☑ 晚餐☑ 2人份

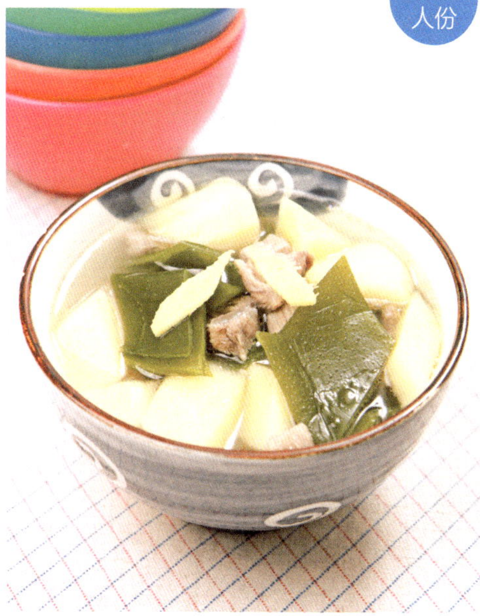

通便、降压

材料 海带、猪瘦肉各25克，苹果100克。

调料 姜片5克，盐2克。

做法

1 海带洗净，用清水浸泡2小时；猪瘦肉洗净，切块，用沸水焯一下，捞起；苹果洗净，去皮去核，切成块。

2 锅内加适量水，大火煮沸，放入海带、猪瘦肉、苹果和姜片，继续煮沸后转小火炖40分钟左右，下盐调味即可。

苹果莲藕汁

早餐☑ 午餐☑ 晚餐☑ 2人份

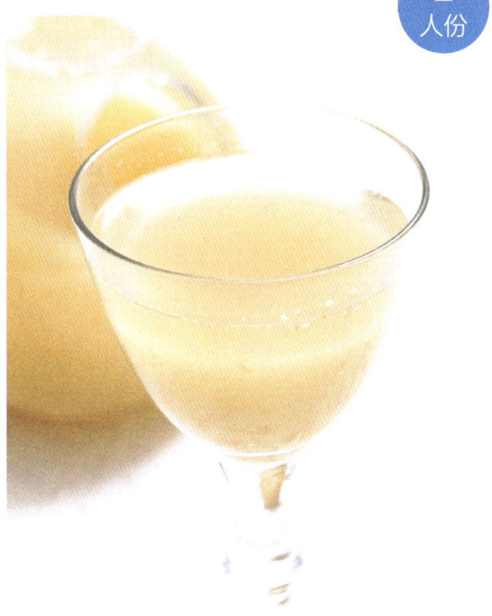

保护血管，促进钠排出

材料 苹果1个，莲藕50克。

调料 蜂蜜适量。

做法

1 苹果洗净，去皮、去核，切小块；莲藕洗净，切小块。

2 将上述材料放入果汁机中，加入饮用水搅打，打好后倒入杯中，加入蜂蜜调匀即可。

小提示

苹果可促进钠的排出，莲藕中的黏蛋白和膳食纤维可减少脂类的吸收，一起食用降压效果更优。

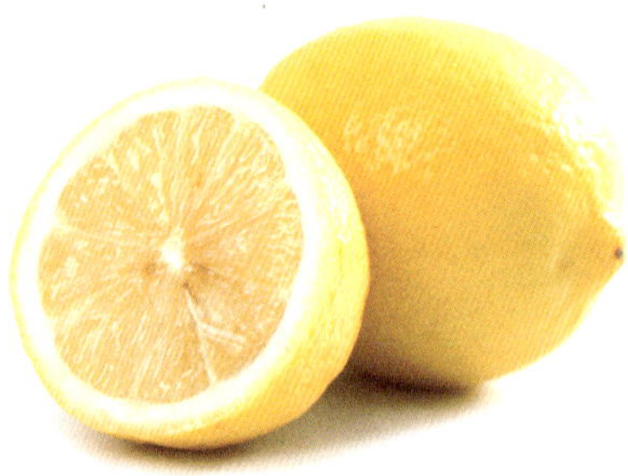

柠檬

减轻钠对血压的不利影响

每天推荐量：25 克

最佳食用时间：三餐均可

（每 100 克可食部的含量）

热量	脂肪	蛋白质	碳水化合物	钠	钾
37 千卡	1.2 克	1.1 克	6.2 克	1 毫克	209 毫克

降压功效

柠檬富含维生素 C 和维生素 P，能增强血管弹性和韧性，可预防和治疗高血压、心肌梗死。

柠檬中的钙，能促进尿钠排泄，减轻钠对血压的不利影响，从而降低血压。

柠檬中钾的含量远远高于钠，有利于高血压患者控制血压。

百变搭配

- **柠檬＋鸡肉** 促进食欲。
- **柠檬＋三文鱼** 去腥杀菌，降压。

满分吃法

泡水或榨汁：柠檬可切片后直接泡水饮用，也可以榨汁饮用。需要注意的是，柠檬泡水时最好用温水或凉白开，以免高温破坏维生素 C。

用柠檬汁代替盐来调味：高血压患者应少吃盐，柠檬是一种上等调味料，可用柠檬汁代替盐来调味。在烹制蔬菜或肉食时滴几滴柠檬汁，不仅可去腥除腻，更可使淡然无味的食物成为风味极佳的菜肴。

食谱范例

黄瓜柠檬饮

早餐☑ 午餐☑ 晚餐☑

1人份

增固毛细血管

材料 柠檬25克，黄瓜100克。

做法

1 黄瓜洗净，切丁；柠檬去皮、籽，切块。

2 将黄瓜、柠檬放入果汁机中，加入适量饮用水搅打均匀即可。

小提示

柠檬也可以和西瓜、香瓜、橙子、芹菜等多种水果、蔬菜搭配，做出不同功效、口感和颜色的果汁，很适合高血压患者平时用于控制血压。

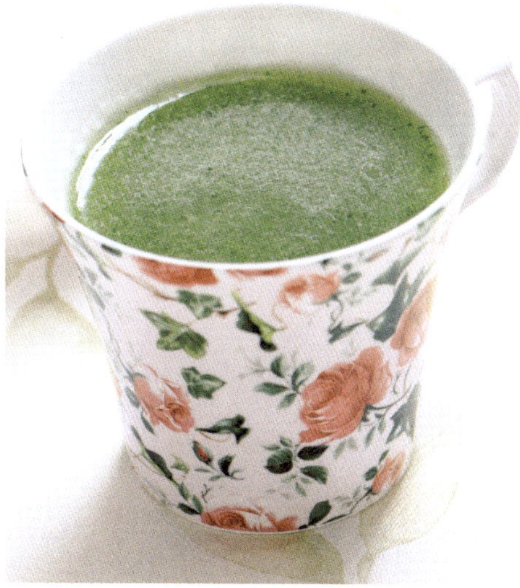

蜂蜜柠檬饮

早餐☑ 午餐☑ 晚餐☑

1人份

扩张保护血管，降压

材料 柠檬20克，蜂蜜50～80克。

做法

1 柠檬洗净晾干切成薄片，取干净无水无油的玻璃瓶一个，将柠檬片放入玻璃瓶中，放入一层柠檬，加一层蜂蜜，全部弄好后，盖好盖子放入冰箱中冷藏。

2 饮用时，取柠檬1～2片，冲入适量温开水或凉开水即可。

小提示

高血压患者应少吃盐，用柠檬汁调味有助于减少盐的用量。

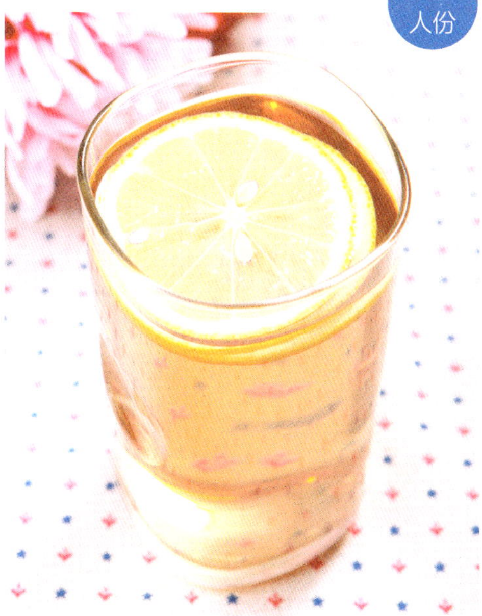

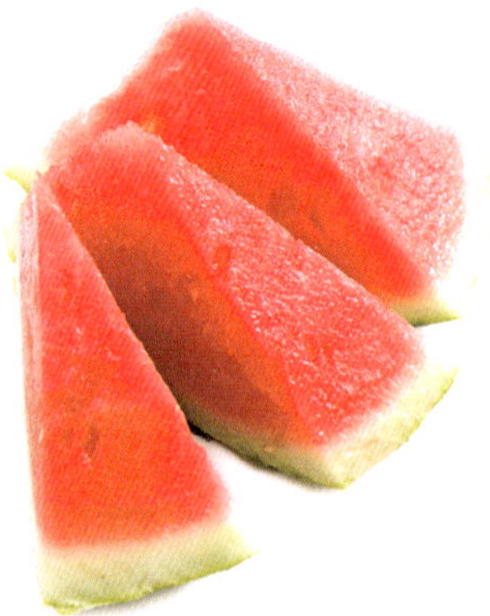

西瓜

利尿消炎，预防前期高血压

每天推荐量：150~200 克

最佳食用时间：三餐均可

（每 100 克可食部的含量）

热量	脂肪	蛋白质	碳水化合物	钠	钾
32 千卡	0.1 克	0.8 克	8.0 克	3 毫克	97 毫克

降压功效

西瓜中含有丰富的钾元素，可以对抗钠升高血压的不利影响，对血管有防护作用。西瓜能利尿，帮助清除体内的代谢废物，辅助降压。

西瓜中含有瓜氨酸，在人体内可以转化为精氨酸，进而生成一氧化氮。一氧化氮是一种血管扩张剂，能够促进血管舒张，帮助降低血压。

医生悄悄告诉你

西瓜榨汁，降压效果同样好

西瓜榨成的汁，清热解暑，是高血压患者夏季解暑的健康选择。西瓜中含有大量水分，具有利尿作用，可以帮助排出体内多余的钠，从而辅助降血压。

百变搭配

- **西瓜 + 绿豆** 解暑降压。
- **西瓜 + 胡萝卜** 补充多种维生素。

满分吃法

不吃切开时间过长的西瓜：西瓜切开时间过长，尤其是在气温很高的夏季，易变质、繁殖病菌，容易导致肠道传染病。因此，西瓜一定要新鲜。

冬天要少吃西瓜：西瓜是夏日的主要水果，可解暑热、止烦渴。冬天则最好少吃西瓜，一方面冬天的西瓜属于反季水果，营养不如夏天的西瓜好，另一方面，冬天天气冷，再吃过凉食物不利于保养阳气，使身体防御力下降，导致身体不适。

西瓜皮可食：西瓜皮具有很好的清热降压作用，尤其是其利尿效果甚佳，有助于高血压患者排出体内的钠。

食谱范例

西瓜黄瓜汁

利尿消肿，降压

2 人份

早餐☑ 午餐☑ 晚餐☑

材料 西瓜 200 克，黄瓜 150 克。

调料 蜂蜜适量。

做法

1 西瓜去皮，去籽，切小块；黄瓜洗净，切小块。

2 将西瓜、黄瓜倒入榨汁机中，搅打均匀后倒入杯中，加入蜂蜜搅匀即可。

功效揭秘

西瓜能利尿消肿、软化血管，黄瓜中富含钾元素，可促进体内钠盐的排泄。西瓜与黄瓜搭配榨汁，可利尿消肿、降低血压。

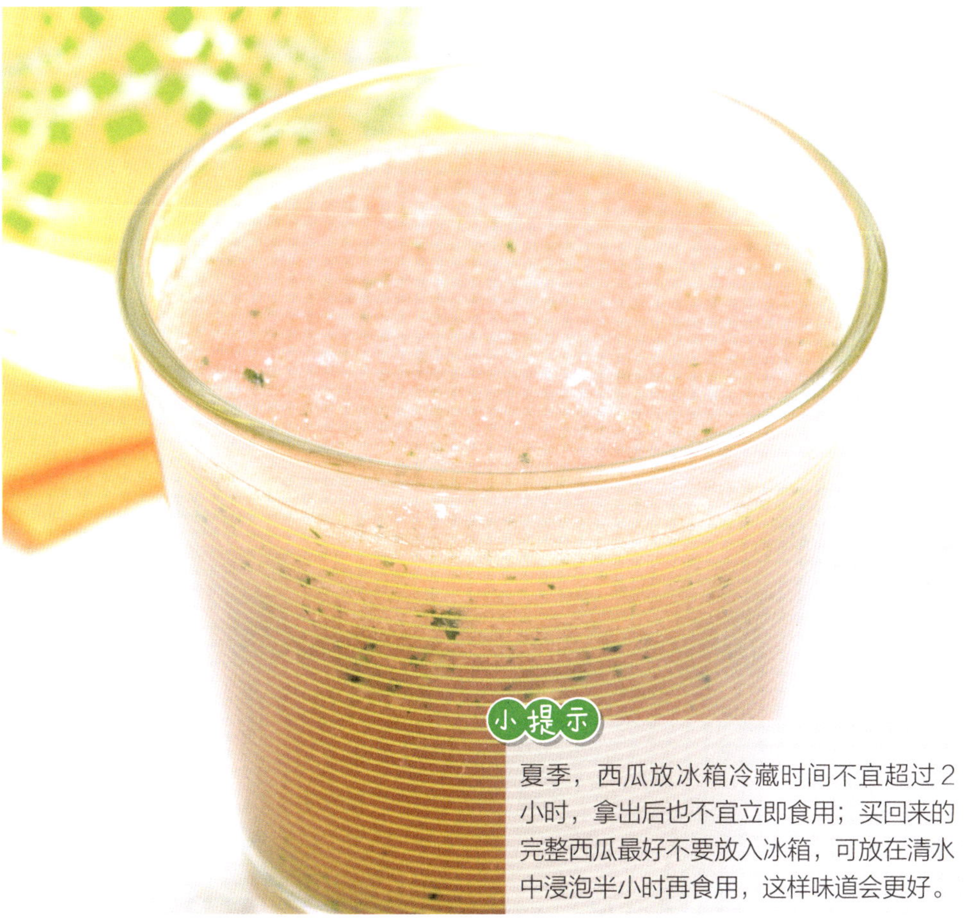

小提示

夏季，西瓜放冰箱冷藏时间不宜超过 2 小时，拿出后也不宜立即食用；买回来的完整西瓜最好不要放入冰箱，可放在清水中浸泡半小时再食用，这样味道会更好。

肉蛋水产怎么吃

精准掌握每天的量

为了更好地控制血压，医生常建议高血压人群要少吃点肉食。那么这个“少吃点”具体是多少呢？

肉类： 畜肉＋禽肉＝40～75克

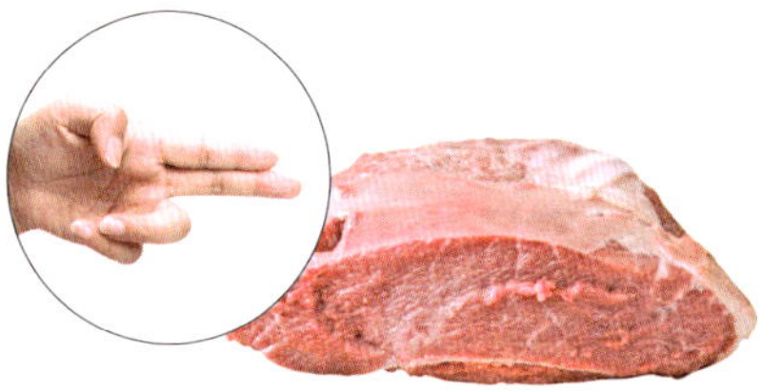

切一块与食指厚度相同、与三指（食指、中指、无名指）并拢的长度和宽度相同的瘦肉，相当于75克的量。

鱼虾类： 40～75克，相当于5～7只虾

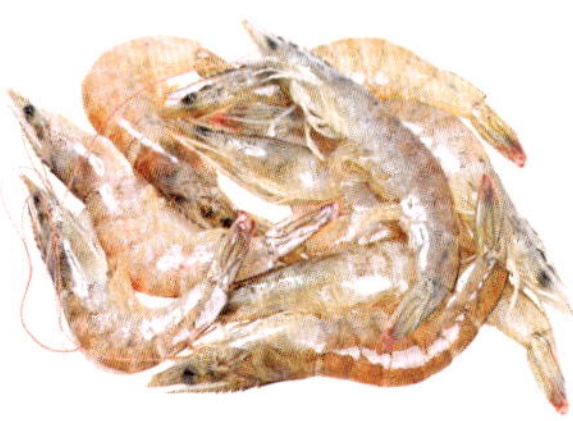

蛋类： 25～50克，相当于1个鸡蛋

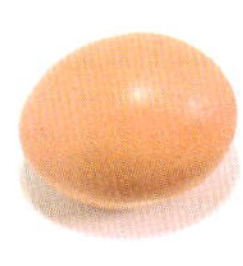

首选白肉和瘦肉

血压高的人，只要选择了正确的食材和正确的烹调方式，适当吃点肉是可以的。首选鱼虾类、鸡鸭禽肉，然后是畜肉，畜肉以瘦肉为好，不宜选择肥肉。另外，要远离腊肉、香肠、咸肉等高盐高脂肪的肉类，这些对血压控制不利。

每周至少吃一次鱼，尤其是深海鱼

鱼类蛋白质含量高、品质好，可预防脑卒中的发生；同时还含有多不饱和脂肪酸，可降血脂、改善凝血机制，并减少血栓的形成，所以高血压患者可适当多吃一些鱼类，尤其是深海鱼类。

相比淡水鱼，深海鱼不仅富含蛋白质、维生素、微量元素及矿物质，而且富含卵磷脂和多种不饱和脂肪酸。

鱼肉类尽量清蒸或清炖

在鱼类的做法、吃法上，高血压患者要注意少脂烹调，最宜采用清蒸和清炖的做法，不仅可保证海鱼中的营养得到最大限度的保留，而且味道也会更鲜美。

建议高血压患者尽量不要采用油炸的方法吃鱼。因为油炸食品通常含有较高的油脂和盐分，这些都是导致血压升高的重要因素。同时，高温会使不饱和脂肪酸的双键发生顺反异构，产生反式脂肪酸，对健康不利。

吃了豆制品可以少吃鱼和肉

大豆蛋白质含量相当高，而且是非常优质的植物蛋白质，有“地里长出来的肉”之称号。同时，大豆还含有丰富的卵磷脂，可以降低血液中的胆固醇，并调节血脂；大豆中的低聚糖可促进肠道内有益菌的繁殖，有利于胃肠的健康；大豆中富含钙、镁等矿物质，对骨骼健康和心脏健康都有好处。

因此，建议高血压患者三餐中可以适当多吃一些豆类或豆制品，但要注意减少动物性食品，这样做不仅可以获得优质蛋白质，还可避免因食用动物食品而摄入过多的脂肪与胆固醇，从而降低患高血压的风险。

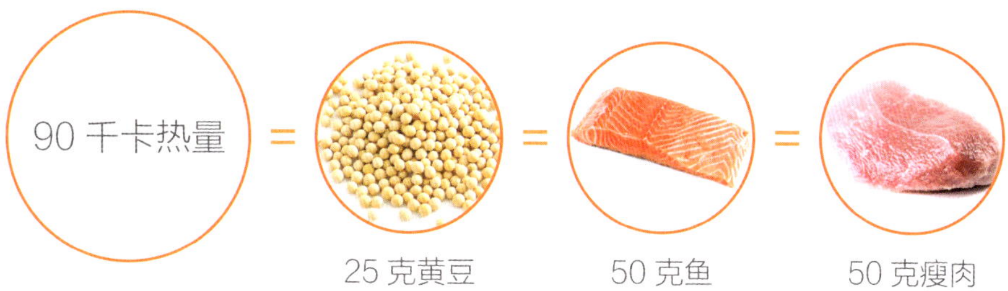

高血压患者可以每天吃一个鸡蛋

鸡蛋中含有较高的胆固醇，很多人因此不敢吃鸡蛋。

但越来越多的医学研究结果表明，血液胆固醇水平的调节是一个复杂的生理过程，涉及多种因素的相互作用。对于大多数人来说，适量摄入富含胆固醇的食物并不会显著影响血液胆固醇水平。

所以，对于不合并血脂异常或高胆固醇血症的高血压患者来说，鸡蛋的摄入量不必限制过严，每天吃一个鸡蛋完全是合理的。

但伴有高胆固醇血症的高血压患者，还是应该适当限制其食用量的，可隔天一个或每周 3～4 个全蛋。由于鸡蛋中的胆固醇几乎存在于蛋黄中，如果想多吃些鸡蛋的话，可以去掉蛋黄，只吃蛋清。

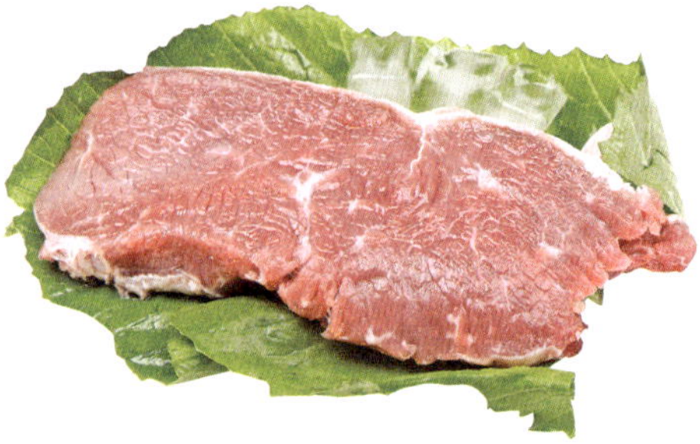

牛瘦肉

含较多的锌和蛋白质，利于稳定血压

每天推荐量：80 克

最佳食用时间：三餐均可

（每 100 克可食部的含量）

热量	脂肪	蛋白质	碳水化合物	钠	钾
113 千卡	2.5 克	21.3 克	1.3 克	64 毫克	212 毫克

降压功效

牛瘦肉含丰富的优质蛋白质，适量摄入可以保护血管，有利于降低高血压的发病率。

牛瘦肉还富含锌元素，研究表明，饮食中增加锌的含量，能防止镉增高而诱发的高血压。

牛瘦肉含有的钾，可抑制钠从肾小管的吸收，促进钠从尿液中排泄，同时钾还可以对抗钠升高血压的不利影响，有助于减少降压药的用量。

百变搭配

- **牛瘦肉 + 土豆** 排钠降压。
- **牛瘦肉 + 番茄** 促进铁吸收。

满分吃法

吃嫩牛肉：牛瘦肉的肌肉纤维较粗糙且不易消化，患有高血压且消化功能较差的人，可适当吃些嫩牛肉，同时注意避免油炸、腌制等烹制方法。

烹饪牛瘦肉时加入山楂：山楂中的有机酸可以嫩化肉的纤维，若烹制牛肉时放点山楂，不仅肉易熟烂，还可去油腻。

垂直肉的纹路切，味道更鲜美：牛瘦肉的纤维组织较粗，切肉时，要垂直肉的纹理切，这样切出来的肉不仅容易入味，也更容易嚼烂。

食谱范例

土豆烧牛肉

3 人份

促进钠的排出

早餐□ 午餐☑ 晚餐☑

材料 牛瘦肉 200 克，土豆块 250 克。

调料 料酒、酱油、醋各 15 克，葱末、姜片各 10 克，香菜段、白糖、盐各 3 克，花椒 2 克，植物油适量。

做法

1 牛瘦肉洗净、切块，焯烫。

2 锅内倒油烧至六成热，爆香葱末、姜片、花椒，放牛肉块、酱油、料酒、白糖、盐翻炒，倒入砂锅中，加清水，大火烧开后转小火炖 50 分钟，加土豆继续炖至熟软，放醋拌匀，收汁，撒香菜段即可。

功效揭秘

牛肉含优质蛋白质及锌，能降低高血压的发病率；土豆含有钾，能将钠排出体外，防止血压升高。此外，土豆淀粉含量高，但蛋白质含量相对较低，与富含优质蛋白质的牛肉搭配，可弥补土豆营养之不足，大大提高其营养价值，同时有助于稳定血压。

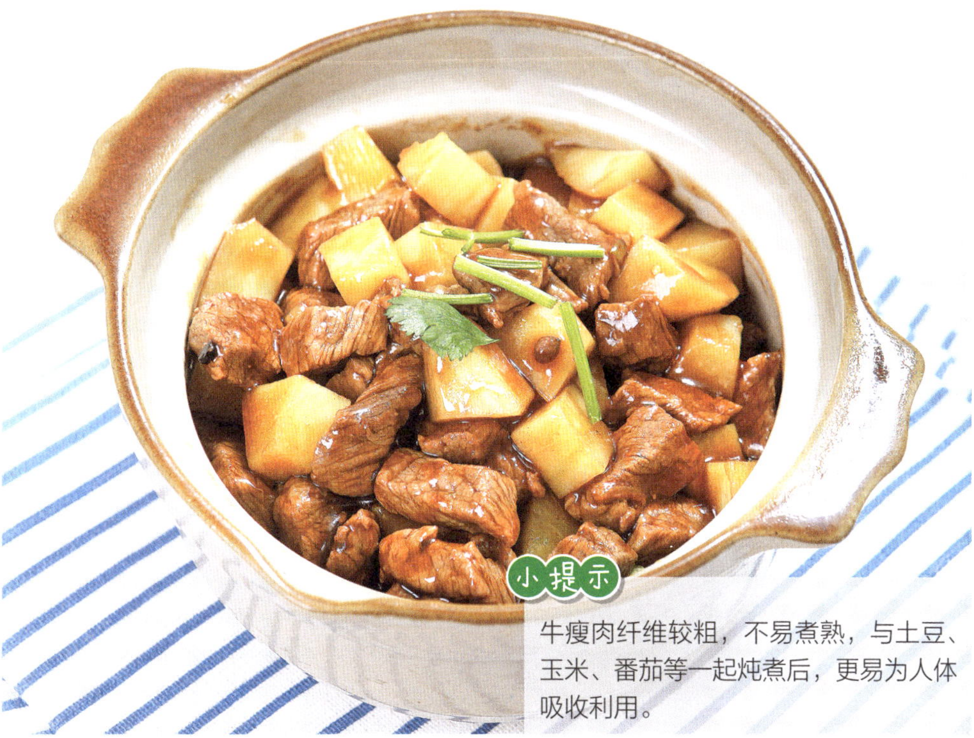

小提示

牛瘦肉纤维较粗，不易煮熟，与土豆、玉米、番茄等一起炖煮后，更易为人体吸收利用。

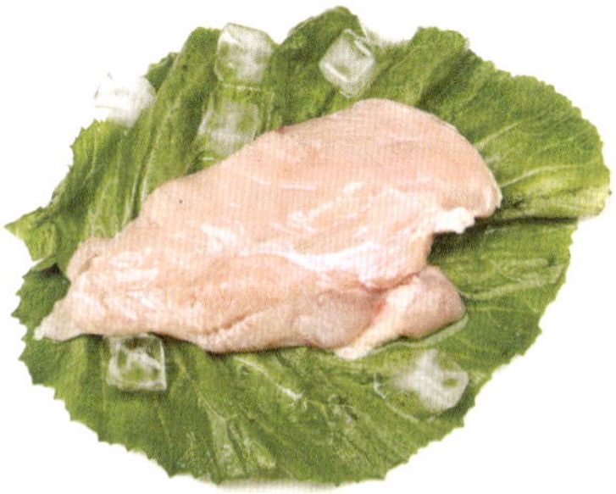

鸡肉

含蛋白质，改善血管弹性

每天推荐量：80 克

最佳食用时间：三餐均可

（每 100 克可食部的含量）

热量	脂肪	蛋白质	碳水化合物	钠	钾
145 千卡	6.7 克	20.3 克	0.9 克	62.8 毫克	249 毫克

降压功效

鸡肉是优质的蛋白质来源，其蛋白质含量高，且脂肪含量相对较低，可为高血压患者提供必要的营养，而不会显著增加脂肪摄入。鸡肉中含有烟酸，能够扩张血管，降低体内胆固醇和甘油三酯含量，改善血液循环。另外，鸡肉中的 B 族维生素有助于保持血压稳定。

百变搭配

- **鸡肉 + 山楂** 促进蛋白质吸收。
- **鸡肉 + 栗子** 补血养身。
- **鸡肉 + 香菇** 均衡营养。

医生悄悄告诉你

避免鸡肉与核桃同食

高血压患者在食用鸡肉时，应避免与核桃同食，因为鸡肉蛋白质含量非常高，核桃中油脂和蛋白质含量也很高，同食会增加胃肠道负担，容易引起腹胀腹泻。

满分吃法

吃鸡肉最好去掉皮和脂肪层：吃鸡肉的时候为了减少脂肪的摄入，可以去掉鸡皮以及鸡皮之下的脂肪层，这样进食更健康。

鸡臀尖一定不要吃：鸡臀尖内含有致癌物质，一定要丢掉，否则对健康不利。

吃鸡胸肉：不同部位的鸡肉脂肪含量不同，鸡胸肉的脂肪含量很低，而且含有大量维生素，非常适合高血压患者食用。鸡翅膀含有较多脂肪，想减肥的人和血脂高的人应尽量少吃。

食谱范例

土豆蒸鸡块

早餐□ 午餐☑ 晚餐☑ 3人份

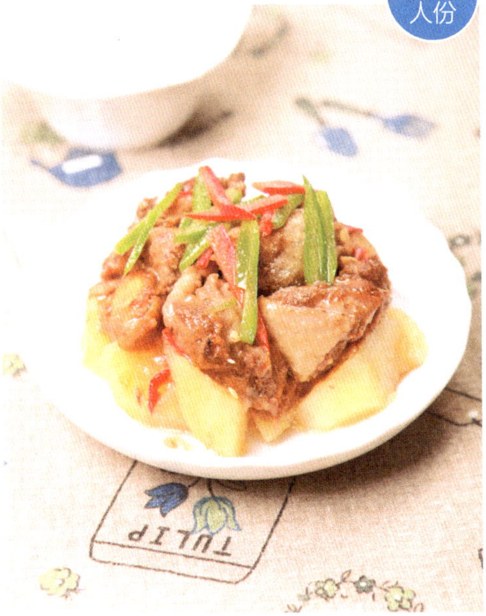

帮助排出体内钠离子

材料 净土鸡200克，土豆300克，青椒丝、红椒丝各10克。

调料 盐2克，姜片5克，老抽、豆瓣酱、米粉各10克，植物油、胡椒粉各适量。

做法

1 土鸡剁成小块，用姜片、盐、老抽腌渍1小时放入大碗中，加豆瓣酱、米粉和少量植物油拌匀；土豆洗净，去皮，切成滚刀块。

2 将鸡块在下、土豆块在上放入大碗中，上笼蒸30分钟，熟后反扣在盘中，撒上适量胡椒粉、青椒丝、红椒丝即可。

荷兰豆拌鸡丝

早餐□ 午餐☑ 晚餐☑ 2人份

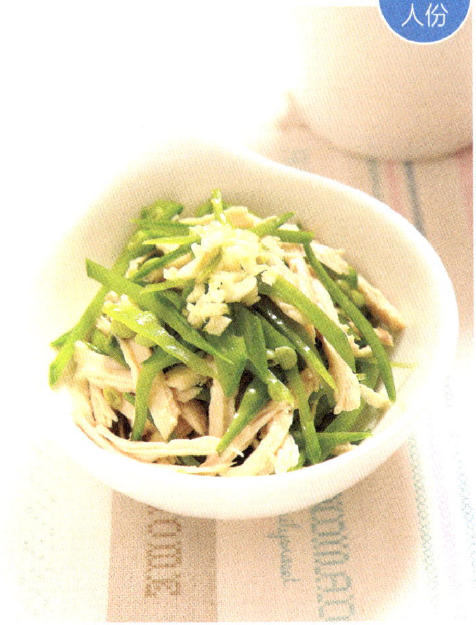

改善血管弹性

材料 鸡胸肉150克，荷兰豆100克。

调料 蒜蓉10克，盐2克，香油2克。

做法

1 将鸡胸肉冲洗干净，煮熟冷却，撕成细丝；荷兰豆洗净切丝，放入沸水中焯一下。

2 将鸡丝、荷兰豆放入盘中，再放入蒜蓉、盐、香油拌匀即可。

小提示

荷兰豆宜选择大小均匀、色泽翠绿者，且烹制时必须完全煮熟后再食用，否则可能引发中毒症状。

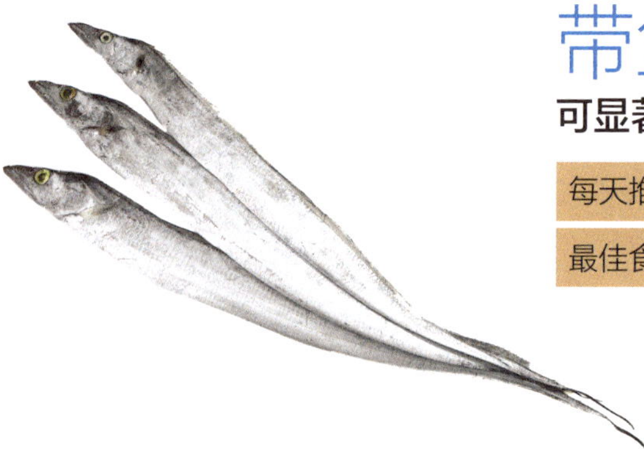

带鱼

可显著降低胆固醇

每天推荐量：80 克

最佳食用时间：三餐均可

（每 100 克可食部的含量）

热量	脂肪	蛋白质	碳水化合物	钠	钾
127 千卡	4.9 克	17.7 克	3.1 克	150 毫克	280 毫克

降压功效

带鱼含有丰富的镁元素，能泵入钾离子，限制钠内流，降低血压。带鱼富含不饱和脂肪酸，能降低血液中的胆固醇和甘油三酯水平，减少动脉粥样硬化的发生。带鱼中含有镁及维生素 B_2，有利于破损血管的修复，使胆固醇不易沉积，对心血管有保护作用。

医生悄悄告诉你

不要选购呈黄色的带鱼

新鲜带鱼为银灰色且有光泽，但有些带鱼附着一层黄色的物质，这是鱼体表面脂肪大量接触空气而加速氧化产生的。因此，购买带鱼时，尽量不要买呈黄色的带鱼。

百变搭配

- **带鱼 + 白萝卜** 开胃生津。
- **荸荠 + 带鱼** 清热、补水。

满分吃法

带鱼不宜去鳞：带鱼表面银色的一层并不是鱼鳞，而是一层由特殊脂肪形成的表皮，称为“银脂”，是营养价值较高且无腥无味的优质脂肪，其中含有丰富的不饱和脂肪酸和蛋白质、磷脂、铁等营养成分，因此烹饪带鱼时，不要刮掉“鱼鳞”。

清洗带鱼水温不宜过高：清洗带鱼时水温不可过高，以防银脂流失，损失营养。

食谱范例

糖醋带鱼

软化血管

材料 带鱼300克。

调料 葱丝、姜丝、蒜片、酱油、醋、料酒、糖、花椒油、盐、植物油各适量。

做法

1 将带鱼去头、尾、内脏，洗净，剁成5厘米左右的段，用盐略腌。

2 锅中放些油烧热，下带鱼段煎熟，两面呈金黄色时出锅，沥干油待用。

3 锅中留底油，下葱丝、姜丝、蒜片煸炒，放入炸好的带鱼，烹入料酒、醋、酱油，加少许水，放糖，入味后淋花椒油即成。

2人份

早餐☑ 午餐☑ 晚餐☑

功效揭秘

带鱼中的镁可保护心血管系统，预防高血压、脂肪肝，搭配可以软化血管的醋，功效更好，而且醋能够有效去除带鱼的腥味，且能促进机体对带鱼中钙质的消化吸收。

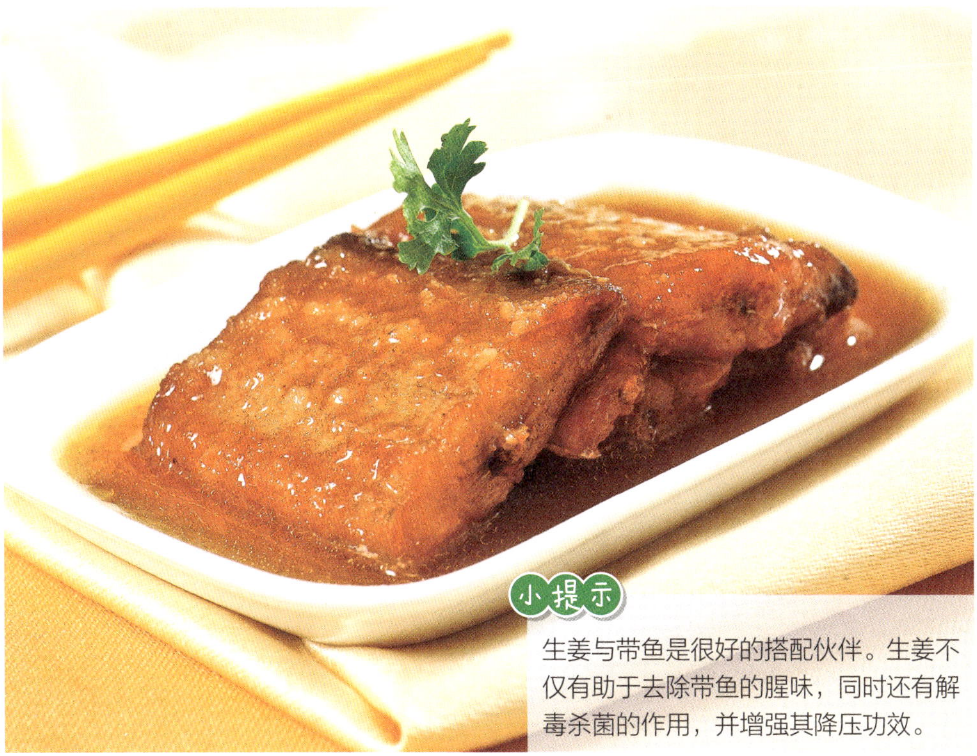

小提示

生姜与带鱼是很好的搭配伙伴。生姜不仅有助于去除带鱼的腥味，同时还有解毒杀菌的作用，并增强其降压功效。

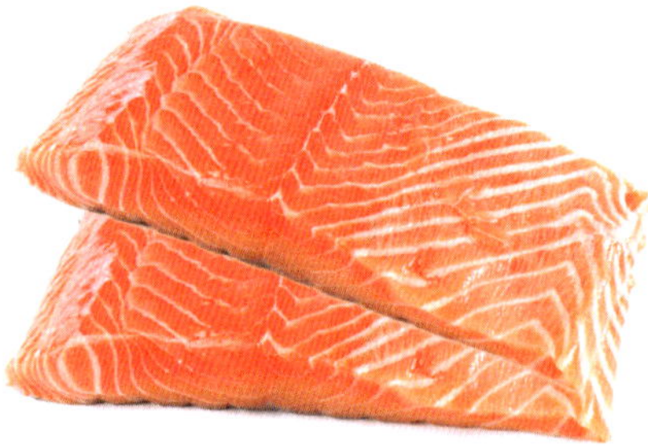

三文鱼

含 ω-3 脂肪酸，有效降压

每天推荐量：80 克

最佳食用时间：中午、晚上

（每 100 克可食部的含量）

热量	脂肪	蛋白质	碳水化合物	钠	钾
139 千卡	7.8 克	17.2 克	0 克	63 毫克	361 毫克

降压功效

三文鱼中含有的 ω-3 脂肪酸可以提升体内一氧化氮水平，能更好地舒张血管平滑肌，使血液流通顺畅，从而降低血压。ω-3 脂肪酸还能降低血液中的甘油三酯水平，并能升高高密度脂蛋白胆固醇，增强血管弹性。

医生悄悄告诉你

三文鱼生吃有讲究

生吃三文鱼，需要在新鲜、干净度有保证的前提下进行，且尽量搭配绿芥末、姜汁等食用，这样不仅可以调味、杀菌，还能缓解三文鱼的寒凉，既美味又安心。如果不能保证三文鱼新鲜、卫生，还是以熟食为好。

百变搭配

- **三文鱼 + 绿芥末** 缓解寒凉。
- **三文鱼 + 豆腐** 降压，强化骨骼。

满分吃法

烹饪至八成熟即可： 三文鱼只要烹饪至八成熟即可，这样既味道鲜美，又可去除其腥味。如果加热时间过长，肉质会变得干硬。

吃新鲜的三文鱼： 三文鱼解冻之后，细菌容易繁殖，最好吃新鲜程度高的三文鱼。新鲜的三文鱼，鱼皮黑白分明，鱼鳞银灰色，透亮有光泽；鱼肉呈鲜艳的橙红色，肉质厚实有弹性。

食谱范例

清蒸三文鱼

2 人份

含多不饱和脂肪酸，可有效降压

早餐☐ 午餐☑ 晚餐☑

材料 三文鱼肉150克。

调料 葱丝、姜丝、盐、香油各适量。

做法

1 三文鱼肉洗净，切段，撒少许盐抓匀，腌渍30分钟。

2 取盘，放入三文鱼肉，再放上葱丝、姜丝、香油，送入蒸锅大火蒸5分钟即可。

功效揭秘

三文鱼含有较多的多不饱和脂肪酸，可有效降低血压、防止血栓。高血压人群常吃三文鱼能起到降压的作用。

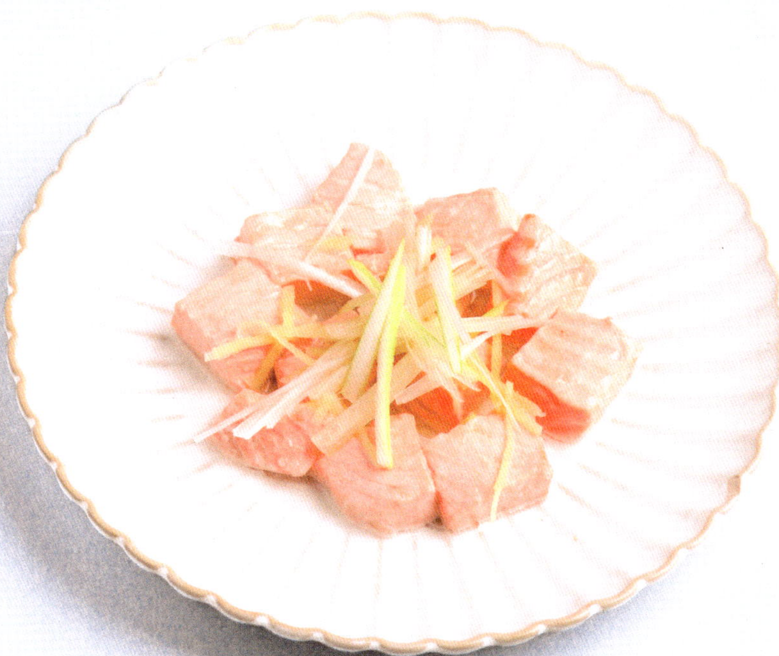

小提示

烹制三文鱼时放入几片柠檬或滴入新鲜的柠檬汁可除腥提鲜，且柠檬中含有丰富的维生素C，可使营养更全面。

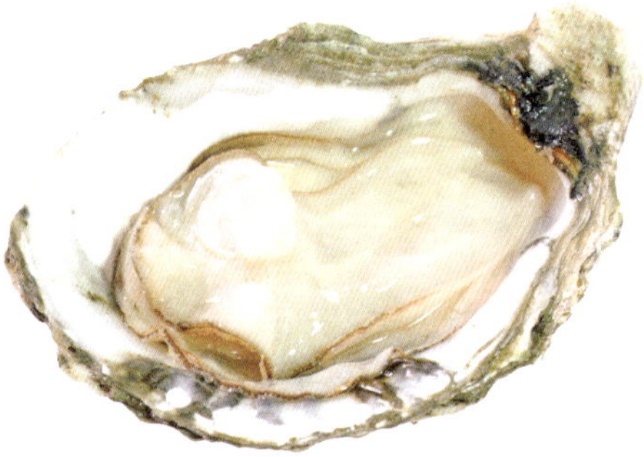

牡蛎

富含锌元素，控制镉导致的血压上升

每天推荐量：50 克

最佳食用时间：三餐均可

（每 100 克可食部的含量）

热量	脂肪	蛋白质	碳水化合物	钠	钾
73 千卡	2.1 克	5.3 克	8.2 克	462.1 毫克	200 毫克

降压功效

牡蛎中的功能化合物如牛磺酸、多糖可调节脂质代谢，降低血液中胆固醇浓度，有助于预防动脉粥样硬化，降低血压，并有助于防止高血压脑病及脑卒中的发生。

百变搭配

- **牡蛎 + 小米** 营养更全面。
- **牡蛎 + 菠菜** 补充维生素。

满分吃法

挑选新鲜牡蛎食用：牡蛎以壳色泽黑白明显者为佳，去壳之后的肉完整丰满，边缘乌黑，肉质带有光泽、有弹性。如果牡蛎韧带处泛黄或者发白，则不新鲜，不宜食用。

食用牡蛎时，忌与啤酒、水果同食：食用牡蛎时，不宜饮用啤酒，否则容易诱发痛风，也不宜与水果同食，否则容易引起腹泻。如果想吃水果，应在吃完牡蛎 2 小时后。

食谱范例

牡蛎蒸饭

早餐☑ 午餐☑ 晚餐☑ 2人份

抑制有毒有害元素升高血压

材料 牡蛎肉100克，大米100克。

调料 酱油、葱、蒜蓉、香油、芝麻、胡椒粉各适量。

做法

1 将牡蛎肉用盐水冲洗干净，沥干水分。

2 大米淘洗干净，加入牡蛎，放入电饭锅内一起蒸熟。

3 另起锅，倒油烧热，放入调料炒匀，吃的时候将调料汁浇在牡蛎饭上，拌匀即可。

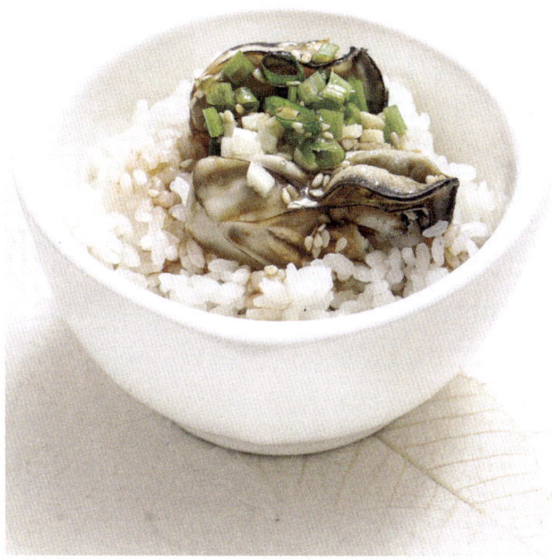

牡蛎煎蛋

早餐☑ 午餐☑ 晚餐☑ 2人份

预防妊娠高血压

材料 去壳牡蛎50克，鸡蛋1个。

调料 葱花5克，盐、花椒粉各少许，植物油适量。

做法

1 牡蛎洗净；鸡蛋洗净，磕入碗内，打散，放入牡蛎、葱花、花椒粉、盐，搅拌均匀。

2 锅置火上，倒入适量植物油，待油温烧至六成热，淋入蛋液煎至两面呈金黄色即可。

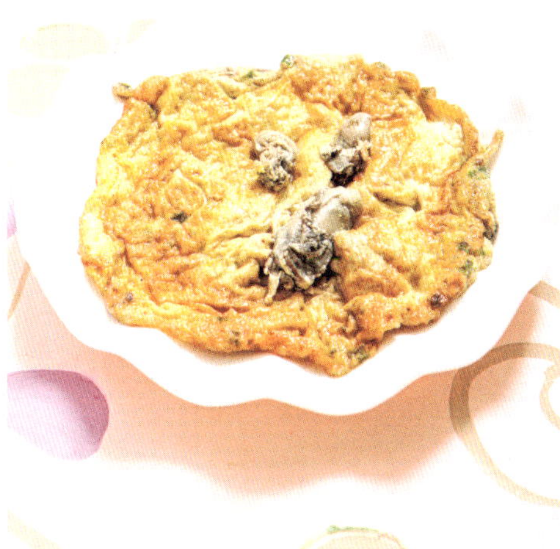

奶类及其他类

每天喝牛奶 300~500 毫升

高血压的发生与血钠、血钙比例是否均衡有关。一个人体内的血钠过高、血钙又过低时，血压就会明显上升。因此，高血压人群宜适当摄入一些含钙多的食物，如奶类及奶制品，可促进血压稳定。

牛奶及奶制品中不仅富含钙，其他矿物质和维生素含量也很高，建议高血压人群每天摄入相当于鲜奶 300～500 毫升的奶类及奶制品。

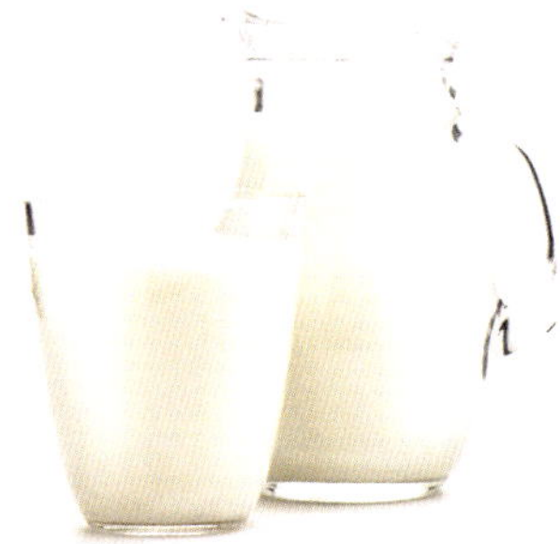

在牛奶的选择上，建议首选脱脂、低脂牛奶

对乳糖不耐受的高血压患者可以选择喝酸奶

酸奶是由牛奶发酵而来，牛奶中的大部分乳糖在发酵过程中被水解，因此相对牛奶而言，酸奶更适合乳糖不耐受的人。

此外，在牛奶发酵成酸奶的过程中，钙质并没有损失，蛋白质虽然水解了一部分，但更容易被人体吸收，与此同时酸奶还富含大量的乳酸菌，有调理肠胃、改善便秘等益处，高血压患者喝酸奶也是不错的选择。

喝酸奶的注意事项

1. 酸奶一定要在饭后饮用，因为空腹时胃液酸度较高，如果这时喝酸奶，酸奶中的有益菌会被胃酸杀死，其营养价值大大降低，而饭后胃酸已经被稀释，这时喝酸奶可更好地发挥作用，特别是在饭后 2 小时内饮用效果最佳。

2. 酸奶中的乳酸菌不耐高温，因此酸奶一定要冷饮，不要加热后饮用，否则起不到保健作用，保存时也一定要冷藏。

3. 酸奶最好选择无糖的原味酸奶，以避免升高血糖。

4. 酸奶的浓稠度与营养没有关系，只与制作方法有关。

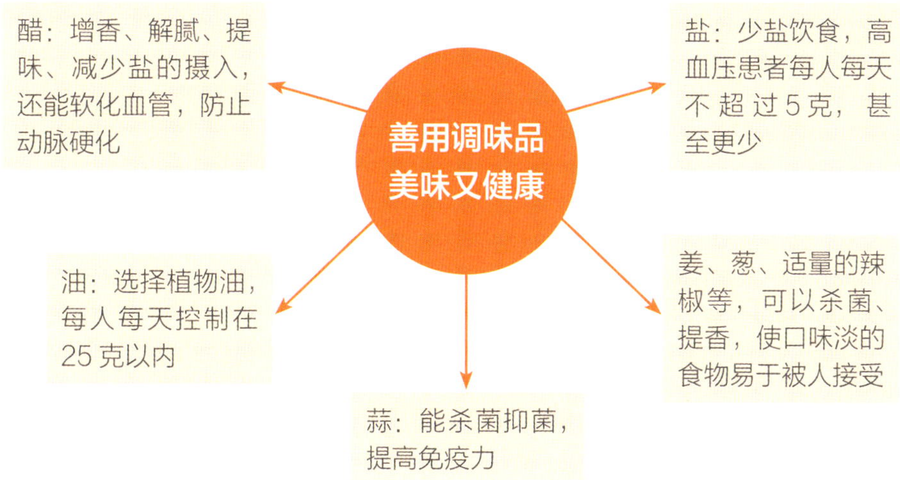
善用调味品
美味又健康
醋：增香、解腻、提味、减少盐的摄入，还能软化血管，防止动脉硬化
盐：少盐饮食，高血压患者每人每天不超过5克，甚至更少
油：选择植物油，每人每天控制在25克以内
姜、葱、适量的辣椒等，可以杀菌、提香，使口味淡的食物易于被人接受
蒜：能杀菌抑菌，提高免疫力

油、盐的用量要严加控制

油和盐是高血压的元凶，高血压人群要严格控制每天的油、盐摄入量。其中，每天烹调油不超过 25 克，食盐不超过 5 克。这里的量不仅是每天烹调中所使用的有形油、盐，还包括各类点心、肠类、酱油、蚝油、各种酱类等中的隐形油、盐，一旦饮食中摄入了这些隐形油、盐，就要注意减少烹调中的油、盐用量。

充分利用葱、姜、蒜、椒的味道

葱、姜、蒜、椒，人称调味“四君子”，在高血压患者的日常饮食中可适当加入，不仅能调味、杀菌去毒，还有利于食盐用量的控制。

禽肉重点多放蒜：烹调鸡、鸭、鹅等禽肉类时，适当多放些蒜，可使肉更香，大蒜还具有杀菌和助消化的作用。

肉食重点多放椒：烧肉类时，尤其是牛肉、羊肉等畜肉时，放些花椒可祛寒、杀毒抗菌，还能起到扩张血管、降低血压的作用。

鱼类重点多放姜：烹调鱼类时，适当加些生姜，可缓和鱼的寒性，去除其腥味，使其味道更鲜美。

贝类重点多放葱：烹调贝类时多放些大葱，可避免咳嗽、腹痛等过敏反应，大葱还具有解毒抑菌、降血脂、防癌抗癌等作用。

低脂（脱脂）牛奶

舒张血管，降低血压

每天推荐量：200~250 克

最佳食用时间：早上、晚上

（每 100 克可食部的含量）

热量	脂肪	蛋白质	碳水化合物	钠	钾
47 千卡	1.5 克	3.5 克	4.8 克	8 毫克	232 毫克

降压功效

低脂（脱脂）牛奶中含有丰富的钙质，研究表明，当一个人的血钠过高，血钙又过低时，血压就会明显上升。因此，高血压患者经常饮用低脂（脱脂）牛奶，有助于维持血压稳定。低脂（脱脂）牛奶中含有的镁，能有效降低血脂，防止动脉硬化，保护心脑血管系统。此外，低脂（脱脂）牛奶是高蛋白、低脂肪食物，是高血压患者的健康饮食。

医生悄悄告诉你

高血压患者选择低脂（脱脂）牛奶的好处

低脂（脱脂）牛奶与普通牛奶相比，脂肪、胆固醇含量更低，它以较少的能量提供与普通牛奶同样多的蛋白质和钙，比普通牛奶更适合高血压患者饮用。

百变搭配

- **低脂（脱脂）牛奶 + 木瓜** 促进消化。
- **低脂（脱脂）牛奶 + 番茄** 降压，美容。

满分吃法

与主食同吃：喝牛奶时，与馒头、花卷等富含碳水化合物的主食一起食用，有助于人体对牛奶中蛋白质的吸收，避免空腹喝牛奶所致的营养成分流失。

不喝冷牛奶：对于肠胃偏寒的高血压患者，喝冷牛奶会刺激肠道过度蠕动，可能引起轻度腹泻，可加热 5 分钟左右再饮用。

喝牛奶时，不宜添加柠檬汁或橘汁：柠檬汁或橘汁含有的果酸，会破坏牛奶中的蛋白质，降低牛奶的营养价值。

食谱范例

牛奶花生核桃豆浆

2 人份

缓解因心理压力过大造成的血压升高

早餐☑ 午餐☑ 晚餐☑

材料 低脂（脱脂）牛奶 250 克，黄豆 55 克，花生仁、核桃仁各 10 克。

调料 白糖 15 克。

做法

1 黄豆洗净，用清水浸泡 8 ~ 12 小时；花生仁挑净杂质，洗净；核桃仁洗净。

2 把花生仁、核桃仁和浸泡好的黄豆一同倒入全自动豆浆机中，加水至上、下水位线之间，按下“豆浆”键，煮至豆浆机提示豆浆做好，依个人口味加白糖调味，待豆浆晾至温热，倒入低脂（脱脂）牛奶搅拌均匀后饮用即可。

功效揭秘

低脂（脱脂）牛奶中的钙对平稳血压有益；花生中含有不饱和脂肪酸，可降低胆固醇；黄豆富含的钾能促进钠的排出，扩张血管，降低血压；核桃中含有 ω-3 脂肪酸，有助于缓解紧张情绪，释放心理压力，使舒张压明显下降。四者搭配做成豆浆食用，对心理压力过大造成的血压升高有缓解作用。

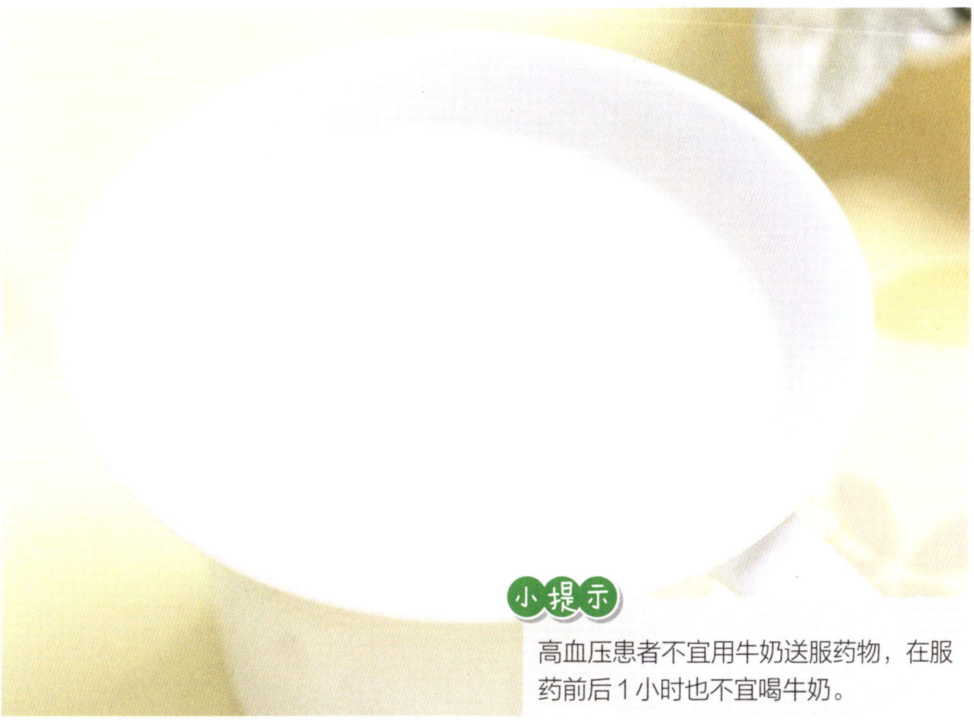

小提示

高血压患者不宜用牛奶送服药物，在服药前后 1 小时也不宜喝牛奶。

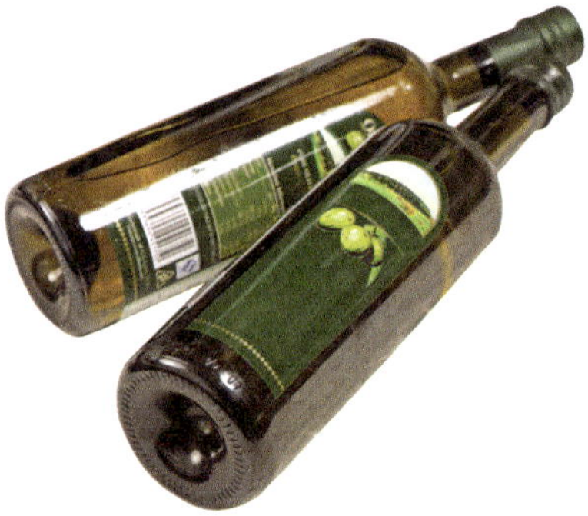

橄榄油

舒张血管平滑肌，使血液流通顺畅

每天推荐量：10克

最佳食用时间：三餐均可

（每100克可食部的含量）

热量	脂肪	蛋白质	碳水化合物	钠	钾
899千卡	99.9克	—	—	2毫克	1毫克

降压功效

橄榄油富含单不饱和脂肪酸，能够降低血液中的低密度脂蛋白胆固醇（“坏胆固醇”）水平，调节血脂，降低血压，预防动脉粥样硬化。

橄榄油中还含有多酚类物质，有抗炎、抗氧化、抗血栓的作用，保护心脑血管健康，降低高血压合并心脑血管疾病的发病率。

百变搭配

- **橄榄油＋芹菜** 降压、抗癌。
- **橄榄油＋花生油** 营养更全面。

满分吃法

用橄榄油做调味品：橄榄油可以做调味品，用来制作沙拉、调拌各类素菜和面食。高血压患者做菜时，可以少放盐，用少量的橄榄油来增加鲜味，这样可以减少钠的摄入。

不适于高温烹调：橄榄油中的微量物质属多酚类，在高温环境下容易被破坏，降低其营养价值；再加上其中不饱和脂肪酸不够稳定，高温下容易形成反式脂肪，因此不宜采用油炸、油煎等高温烹调方式。

医生悄悄告诉你

高血压患者的油脂选择

对于高血压患者来说，植物油的选择，以单不饱和脂肪酸和多不饱和脂肪酸含量高者为好。橄榄油、茶籽油含较高的单不饱和脂肪酸，为首选。

食谱范例

苦瓜拌木耳

早餐☑ 午餐☑ 晚餐☑ 2人份

维持血管弹性

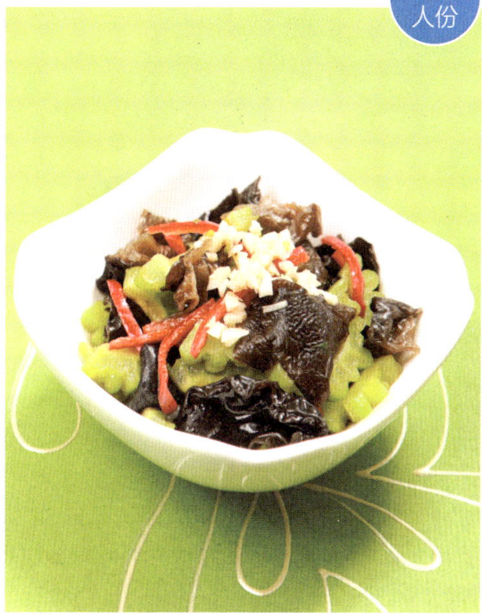

材料 苦瓜200克，水发黑木耳、红椒各25克。

调料 蒜末10克，盐2克，生抽4克，醋8克，橄榄油3克。

做法

1 苦瓜洗净，去瓤，切片；黑木耳掰成小朵；红椒洗净切丝；将蒜末、盐、生抽、醋、橄榄油调成汁备用。

2 将黑木耳、苦瓜分别焯熟，捞起放入凉开水中备用。

3 将所有材料放在盘中，倒入调味汁，拌匀即可。

橄榄油土豆沙拉

早餐☑ 午餐☑ 晚餐☑ 2人份

舒张血管

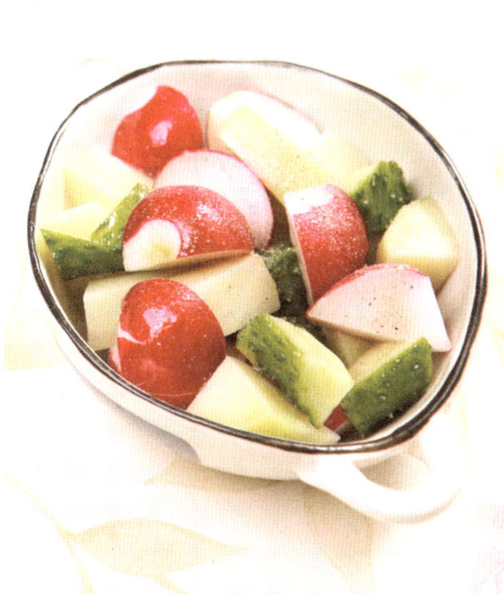

材料 土豆150克，小萝卜、黄瓜各100克。

调料 橄榄油5毫升，白醋、胡椒粉各适量，盐1克。

做法

1 土豆去皮洗净，切小块，用清水浸泡10分钟，沸水煮熟；小萝卜和黄瓜洗净，切块。

2 将土豆块、小萝卜块、黄瓜块一起放入碗中，加橄榄油、白醋、盐、胡椒粉搅拌均匀即可。

醋

含 ω-3 脂肪酸，有效降压

每天推荐量：20 克

最佳食用时间：早、中、晚餐随饭食用

（每 100 克可食部的含量）

热量	脂肪	蛋白质	碳水化合物	钠	钾
31 千卡	0.3 克	2.1 克	4.9 克	262 毫克	351 毫克

降压功效

醋所含的醋酸，可抑制胆固醇的合成并促进其排泄，具有扩张血管、维持血管弹性的作用。此外，醋中的钾有助于将多余的钠排出体外。

醋可促使人体内过多的脂肪转变为体能而消耗掉，有助于高血压合并肥胖患者控制体重。

百变搭配

- **醋 + 花生** 调节血压。
- **醋 + 土豆** 分解有毒物质。
- **醋 + 芝麻** 促进铁、钙的吸收。

医生悄悄告诉你

米醋 1 汤匙放入杯内，加入少量蜂蜜，加开水冲至半杯，一天 3 次，坚持服用可有效降压。

满分吃法

做菜多加醋，可减少用盐量： 做菜时，多加些醋，既增加菜肴的风味，又可减少食盐的用量，因为醋的酸味可以通过味觉作用强化咸味，即使做菜时不加盐，也可以使咸味加重，同时，醋还可以减少加热过程对食材中 B 族维生素、维生素 C 等的破坏。高血压患者常食醋有助于控制血压。

烹制鱼、排骨加醋，促进钙质溶出： 用醋烹制带骨的食材，如排骨、鱼类等，可使骨刺软化，促进骨中矿物质如钙、磷的溶出，促进人体对钙的吸收。

食谱范例

糖醋藕片

保持血管弹性，促进钠排出

2 人份

早餐☑ 午餐☑ 晚餐☑

材料 鲜藕200克，青椒、红椒各少许。

调料 醋10克，白糖、盐、水淀粉、香油、花椒、植物油各适量。

做法

1 鲜藕去皮，洗净，切片，用凉水冲泡捞出，沥干；青椒、红椒洗净，切丝。

2 锅置火上，放油烧热，炸香花椒，捞出不要。

3 放藕片略炒，烹入醋，加白糖、盐。

4 加水烧至汤汁浓稠时，放青椒丝、红椒丝翻炒，用水淀粉勾芡，淋香油即可。

功效揭秘

醋中的醋酸能扩张血管、维持血管弹性，所含有的钾有助于钠的排出；藕中含有丰富的膳食纤维，有助于促进体内多余的钠和胆固醇的排出，两者搭配可起到降压的作用。

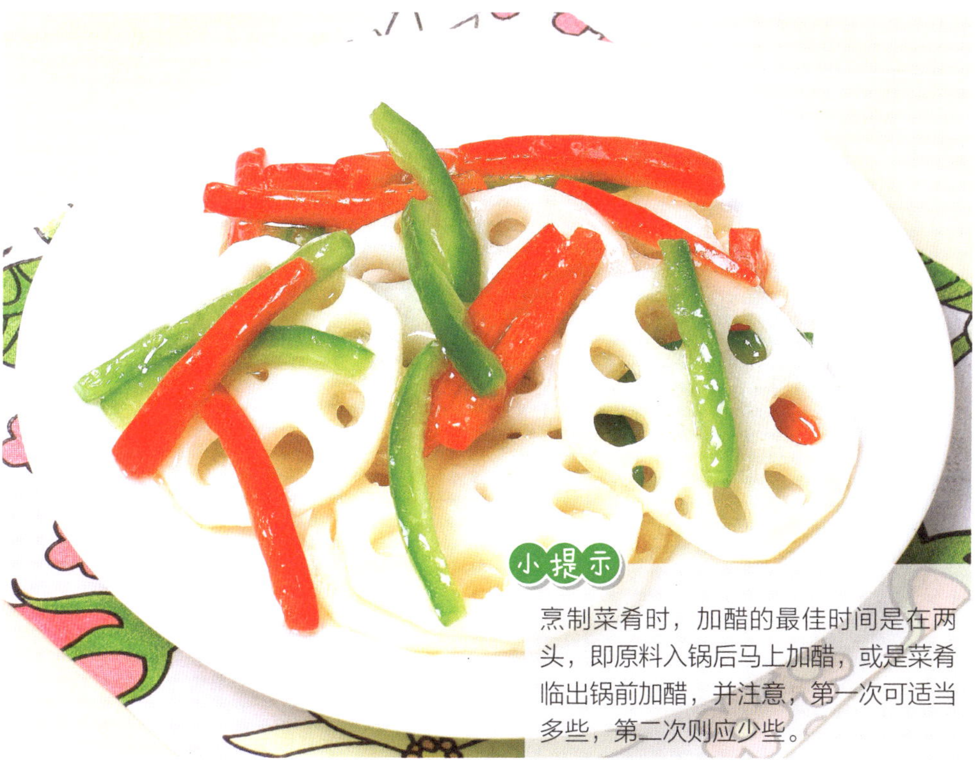

小提示

烹制菜肴时，加醋的最佳时间是在两头，即原料入锅后马上加醋，或是菜肴临出锅前加醋，并注意，第一次可适当多些，第二次则应少些。

辅助降压的药食两用中药材

药食两用的中药，辅助降压

药食两用的中药既可以当食物食用，又能当药治病，这类药材性质温和，不良反应比较少。

中医自古就有“药食同源”的说法，很多中药既是食物，也是药物，如莲子、枸杞子、槐花、荷叶、菊花等，很多人在日常生活中也经常食用、饮用；再如天麻、黄芪等，很多注重养生的人在日常饮食中也会经常用到。对于高血压患者来说，在坚持饮食治疗的同时适当选用一些药食两用的中药，可以达到辅助降压的效果。

中药可入茶饮、入粥、入汤

中药可用于制作茶饮，日常饮用，既能补水，又能起到降压等保健效果。此外，还可以制作药膳粥、药膳汤等，食用形式丰富多样。

减少单纯吃药给人的心理压力

因为药食两用的中药是在日常喝水、吃饭中实现它的保健功效，对于高血压人群，特别是轻度高血压人群来说，这种方式不仅易于接受，也方便摄入，能减少单纯吃药给人造成的心理压力，而从情绪对血压的影响上来说，这种内心的放松更有利于血压的控制。

降压平稳和缓

中药降压作用缓和，稳定血压的效果较好，如葛根、杜仲叶、野菊花、玉米须等，尤其适用于早期或老年高血压人群。较严重的高血压患者配合中药治疗，也可防止血压波动较大。

医生悄悄告诉你

高血压可从肝上调

高血压从中医上解释与肝阳妄动有关，如果肝养护不当，肝阴亏虚，肝阳活动比较旺盛，就会出现头晕、头痛、眼花、耳鸣等高血压症状。因此，平稳血压可以从肝上调养，中药也可以从疏肝、平肝、养肝血等方面去选用。

常用中药		降压功效
葛根	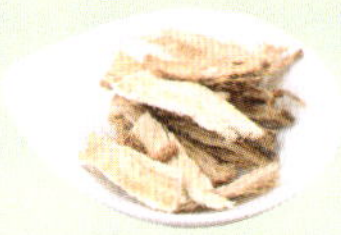	适于高血压伴有颈项强痛
山楂	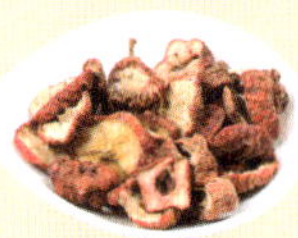	扩张血管，调节血脂
杜仲叶	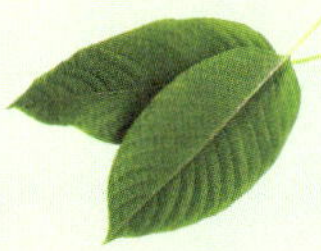	双向调节血压
菊花	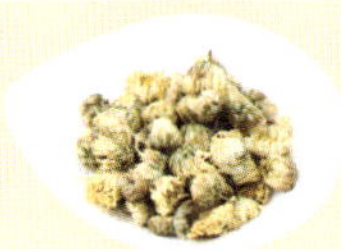	扩张血管，调节心血管功能
玉米须	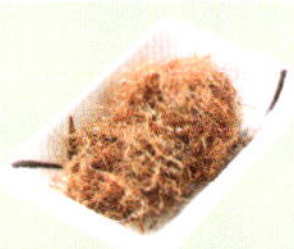	降低血管外周阻力，利尿消肿
天麻	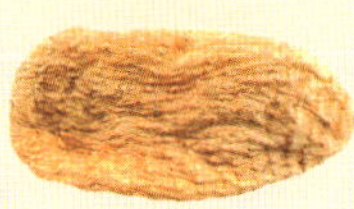	缓解头晕、头痛、耳鸣等高血压症状
夏枯草	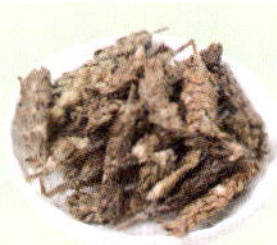	舒张血管而降血压
枸杞子	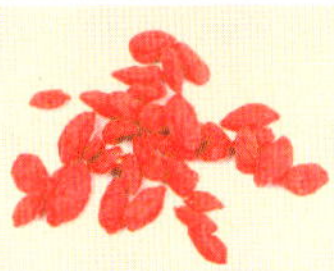	缓解高血压患者眩晕、耳鸣、失眠等症状
黄芪	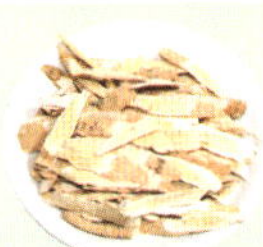	对气血不足、阴阳两虚型高血压患者有益
决明子	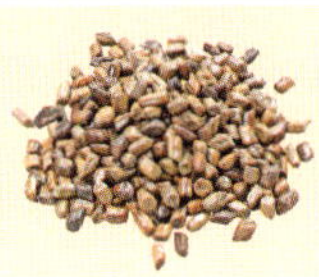	清肝明目，润肠通便，辅助降压

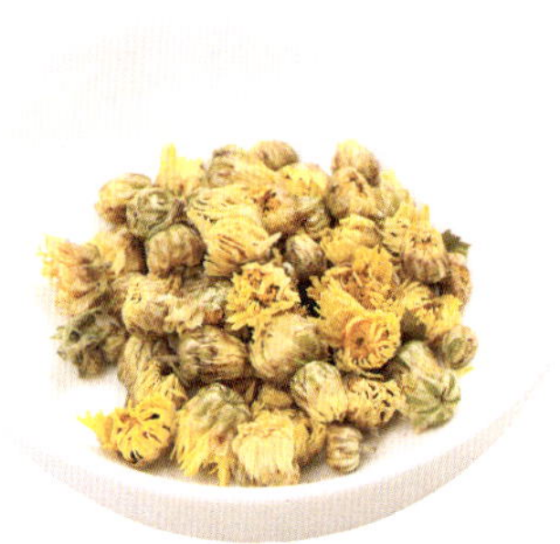

菊花

平肝明目，缓解头晕头痛

性味：性微寒，味甘、苦

归经：归肺、肝经

每天推荐量：10~15 克

降压功效

菊花具有疏风散热、平肝明目的功效，适用于肝火亢盛型、阴虚阳亢型及肝肾阴虚型高血压，可有效缓解头晕头痛、心烦失眠等症状。

菊花中的黄酮类化合物，具有抑制血小板聚集作用，还能降低总胆固醇、甘油三酯、低密度脂蛋白胆固醇水平，对血脂异常有一定的调脂作用。此外，还能抑制体外血栓的形成。

百变搭配

- **菊花 + 山楂** 降脂消食。
- **菊花 + 红枣** 清肝明目。
- **菊花 + 银耳** 降脂解毒。

医生悄悄告诉你

高血压患者如患风热感冒，可适量使用菊花，菊花是辛凉解表的常用药材，常用于外感风热、身重头痛、畏寒等感冒初期症状，还有一定的解热作用。

满分吃法

食用选择新鲜菊花：挑选菊花时，不要选颜色过于鲜艳的，以防是硫黄熏过的。要选花托完整且偏绿色的新鲜菊花。

食用前清洗：菊花水煎或冲泡，宜先用清水洗，去除杂质，但不要浸泡太久，以免破坏菊花的营养及功效。

泡水饮用：高血压人群平时可用菊花泡茶饮用，可避免血压大起大落，可以单独泡茶，也可以与山楂、枸杞子等一起泡饮。

食谱范例

菊花茶

疏风散热，平肝明目

材料 菊花 10 克。

泡法 将菊花放入杯中，倒入沸水，泡 3~5 分钟后即可饮用。

功效揭秘

菊花具有疏风散热、平肝明目的功效，饮用菊花茶能够帮助高血压患者有效缓解头晕头痛、心烦失眠等症状。

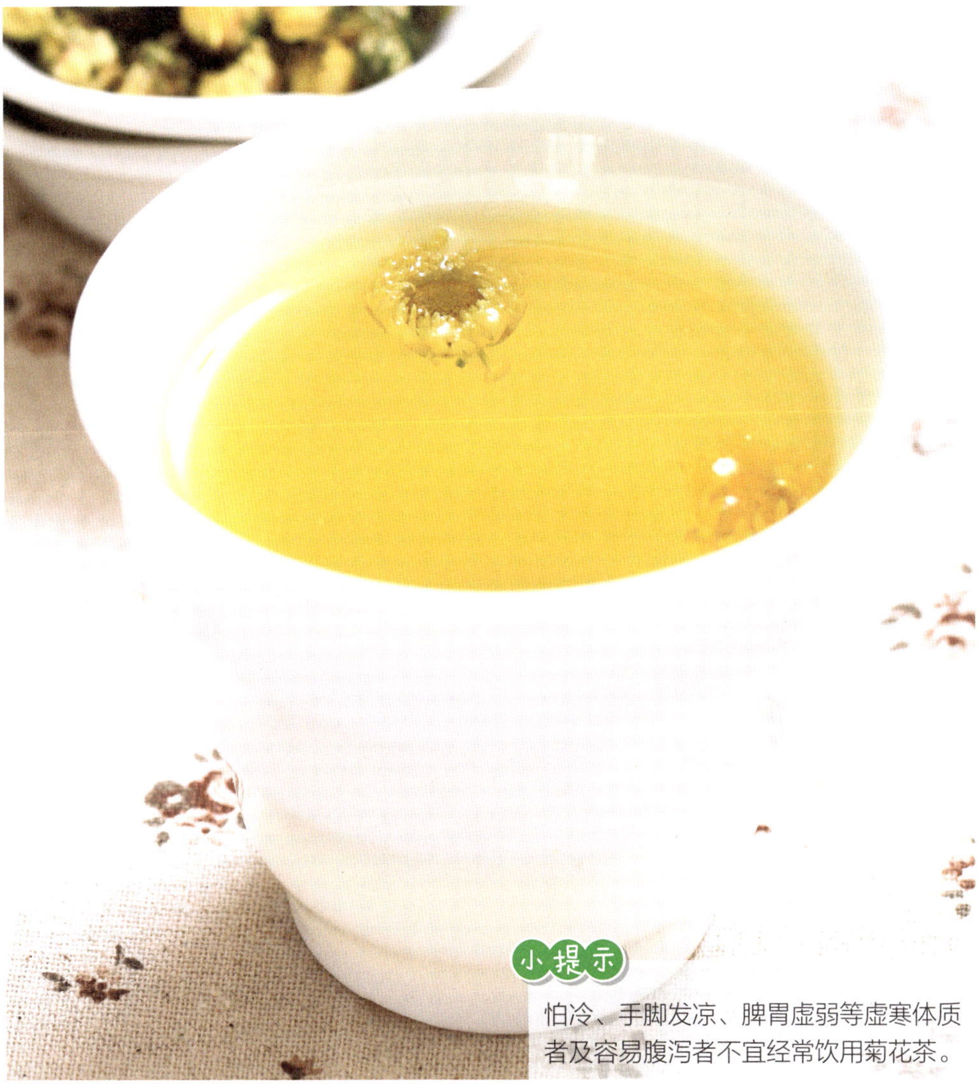

小提示

怕冷、手脚发凉、脾胃虚弱等虚寒体质者及容易腹泻者不宜经常饮用菊花茶。

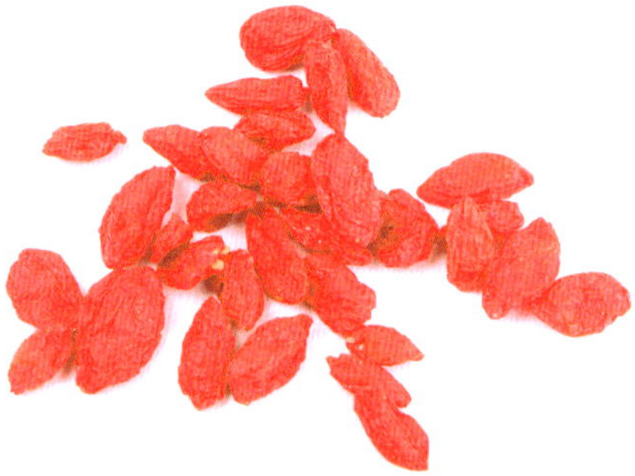

枸杞子

减轻高血压引起的不适症状

性味：性平，味甘

归经：归肝、肾经

每天推荐量：5~15 克

降压功效

枸杞子有滋补肝肾的功效，所以常用于高血压病的调养，能缓解或减轻高血压引起的精神不振、头晕耳鸣等症状，特别适合肾精亏损型、瘀血阻脉型、阴阳两虚型高血压患者。

枸杞子中的甜菜碱有调节体内渗透压的作用，其丰富的维生素 C 能保持血管弹性，降低血压。

枸杞子可显著降低血清胆固醇和甘油三酯的含量，减轻和防止动脉硬化，从而降低血压。

医生悄悄告诉你

枸杞子降压用法

煎服、泡饮：取枸杞子 30 克水煎后饮用，可分 2~3 天饮用；也可搭配菊花、红枣等泡茶饮用。

嚼食：最简单、方便的服用方法。

煮粥、煲汤：在煮粥、煲汤时放些枸杞子，具有良好的滋补作用。

百变搭配

- **枸杞子 + 鸡肉** 增强体质。
- **枸杞子 + 山楂干** 补肝益肾。
- **枸杞子 + 菊花** 缓解头痛。

满分吃法

注意用量：枸杞子摄入应适量，一般来说每天不超过 20 克。可泡水、浸酒或加入粥饭、汤羹里，不仅滋补，还不会引起上火。

不食用颜色太鲜艳的枸杞子：高血压患者在购买枸杞子时，需注意：色泽看上去过于鲜艳的枸杞子，很可能是经硫黄熏蒸过的，食后对人身体有害。一般来说，优质枸杞子颜色略偏黑，而不是十分艳丽，购买时，可以抓一把枸杞子在手里攥一攥，不粘手，而且没有明显结块、散开均匀的，则质量比较好。

食谱范例

菊花枸杞茶

缓解头痛

材料 菊花6朵，枸杞子5克。

调料 冰糖少许。

做法

1 将菊花、枸杞子放入杯中，用沸水冲泡，闷5分钟。

2 调入冰糖，待温热后即可饮用。

小提示

用枸杞子熬粥、煲汤或泡茶，只饮汤、粥、茶水，并不能完全吸收枸杞子的营养，最好将枸杞子一起吃掉，降压效果会更好。

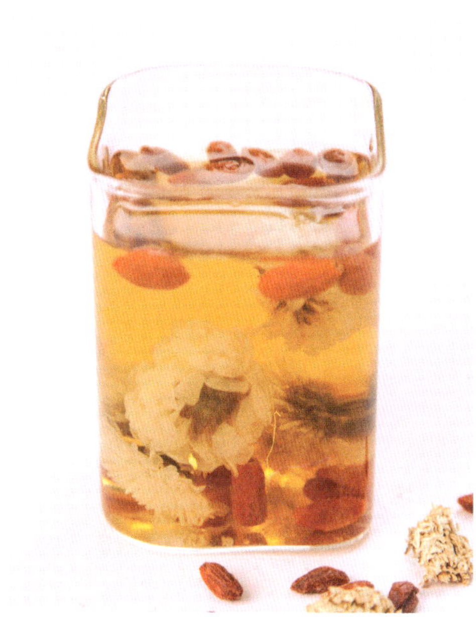

山药枸杞粥

富含甜菜碱、维生素C

早餐☑ 午餐☑ 晚餐☑

2人份

材料 山药100克，糙米80克，大米20克，枸杞子10克。

做法

1 糙米淘洗干净，用水浸泡2小时；大米洗净，浸泡30分钟；山药洗净，去皮，切丁；枸杞子洗净。

2 锅置火上，加水烧沸，放入糙米、大米，大火煮沸后改小火熬煮至七成熟。

3 放入山药丁，熬煮软烂后，加入枸杞子即可。

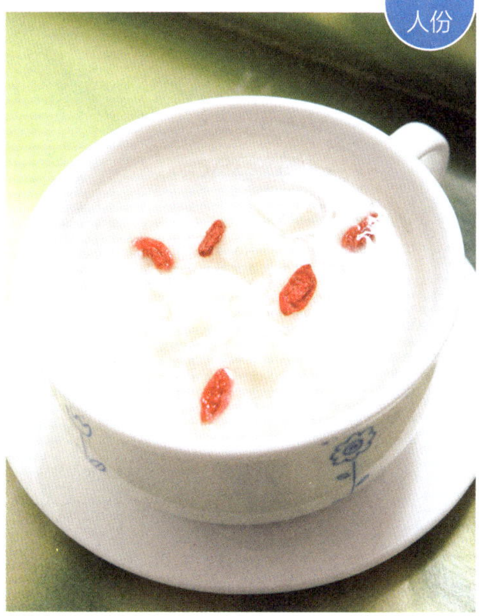

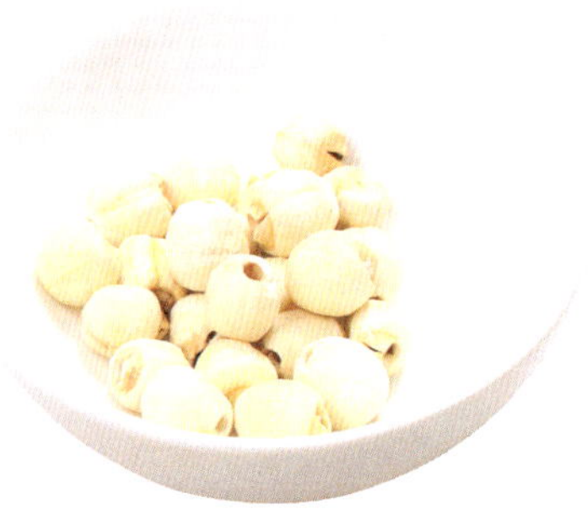

莲子

扩张周围血管

性味：性平，味甘、涩

归经：归脾、肾、心经

每天推荐量：15 克

最佳食用时间：三餐均可

降压功效

莲子含有丰富的钾元素，有助于调节体内电解质平衡，促进钠盐排出，缓解血管壁压力而起到降压作用。

莲子心中所含生物碱具有较强的降压作用，其作用机制主要是通过释放组胺，使周围血管扩张，从而降低血压。莲子心所含的生物碱还具有强心作用，可改善高血压患者心慌、失眠多梦等症状，有助于睡眠。

百变搭配

- **莲子 + 桂圆** 清心泻火。
- **莲子 + 猪肚** 益肾，健脾胃。

医生悄悄告诉你

如何分辨莲子的优劣

一闻香味，优质莲子应该有清香味。

二看颜色，优质莲子呈淡黄的本色白。

满分吃法

不食用发霉的莲子：莲子发霉后不宜食用，因为霉变后的莲子产生的黄曲霉毒素是强致癌物，所以莲子最好放在干燥处保存。

食用时，不去莲子心：莲子心虽然味道极苦，却有显著的强心作用，能扩张血管，降低血压，还有很好的祛心火功效。高血压患者可将莲子心泡茶饮用。

不和牛奶同食：食用莲子时，最好不要与牛奶同服，否则容易引发便秘症状。

食谱范例

莲子百合粥

2
人份

扩张血管，降低血压

早餐☑ 午餐☑ 晚餐☑

材料 百合30克，大米50克，莲子20克。

做法

1 大米洗净，浸泡1小时；百合洗净，泡软；莲子洗净。

2 锅置火上，加水适量，放入大米用大火煮沸，加入百合、莲子后转小火继续熬煮20分钟至熟即可。

功效揭秘

百合可润肺、清心安神、消除疲劳、润燥止咳，莲子所含生物碱能扩张血管，还可养心安神、健脾养胃。

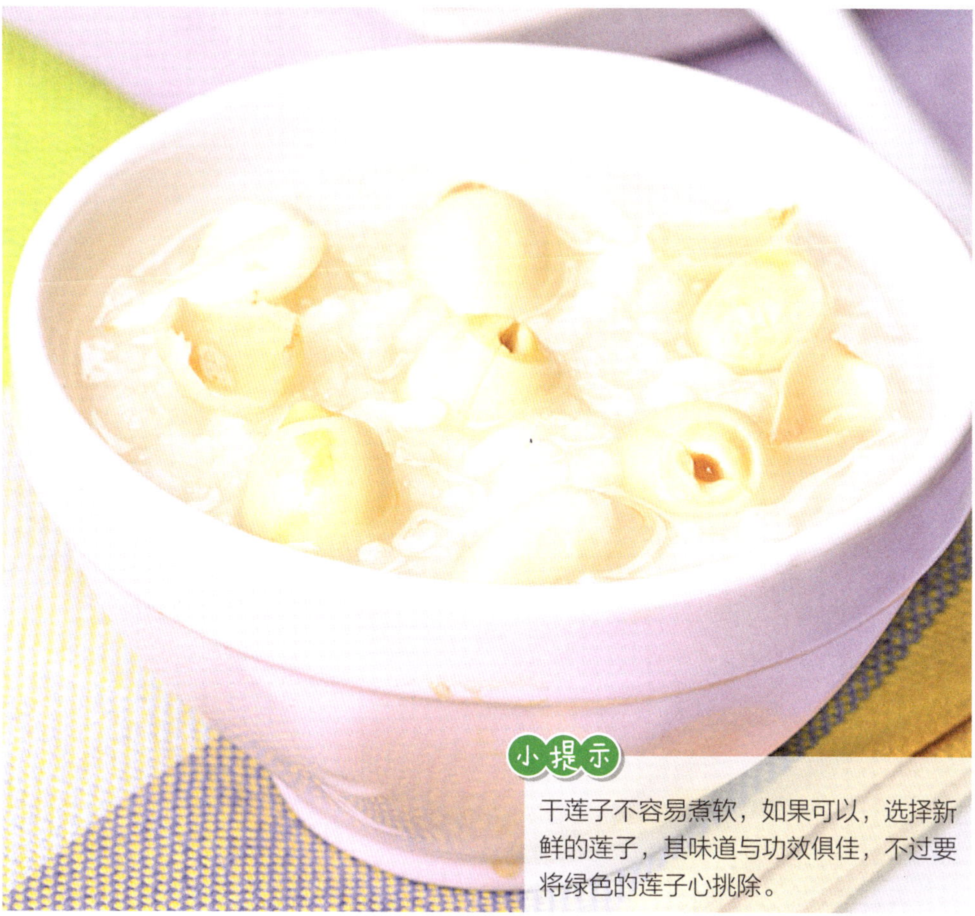

小提示

干莲子不容易煮软，如果可以，选择新鲜的莲子，其味道与功效俱佳，不过要将绿色的莲子心挑除。

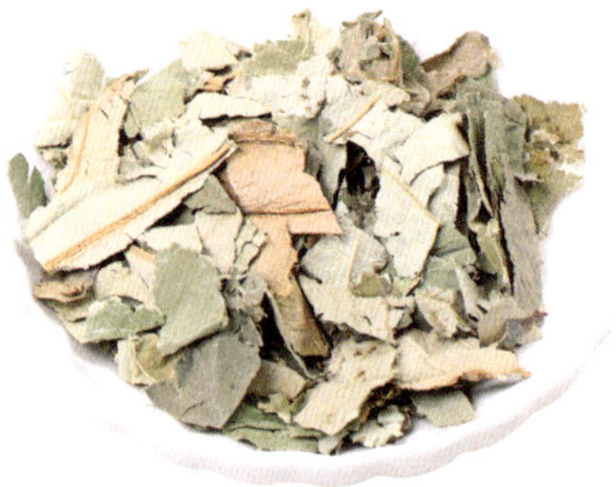

荷叶

荷叶碱扩张血管

性味：性平，味苦

归经：归肝、脾、胃经

每天推荐量：干品6~10克（鲜品15~30克）

降压功效

荷叶中的荷叶碱有扩张血管的作用，维生素C可以维持血管弹性，进而降低血压。此外，荷叶还有清热平肝的功效，可以改善高血压引起的头痛、眩晕症状。

荷叶中富含黄酮类物质，可以清除自由基，增加冠状动脉流量，对急性心肌缺血有保护作用。

百变搭配

- **荷叶＋山楂** 扩张血管。
- **荷叶＋莲子** 清热降暑。
- **荷叶＋绿豆** 清热解毒、降脂降压。
- **荷叶＋粳米** 减肥、稳定血压。

医生悄悄告诉你

荷叶保存小窍门

花未开放时采收，除去叶柄，晒至七八成干，对折成半圆形，晒干。干荷叶贮存在干燥容器内，置阴凉通风处。

满分吃法

可煮饮也可冲泡：荷叶可以放入锅中煎煮后取汁饮用，也可以直接冲泡饮用。

至少冲泡3遍：冲泡荷叶茶时，倒入热水后，最好先浸泡5分钟再饮用。饮用时可重复冲泡，一般来说至少冲泡3遍，方能使其中的有效物质在最大程度上被吸收利用。

可热饮也可凉饮：荷叶茶不一定非要喝热茶，凉饮也不影响效果，夏季凉饮还有较好的祛暑效果。但冬天则不宜凉饮，同时还要注意不宜连续长期饮用，最好间隔饮用。

食谱范例

荷叶柠檬苦瓜茶

改善血压升高引起的心烦症状

材料 荷叶干品 10 克，柠檬草 5 克，苦瓜干品 4 片。

做法

1 将荷叶、苦瓜清洗一下，把荷叶撕成小片。

2 把全部材料放入杯中，倒入沸水，盖盖子闷泡约 10 分钟后饮用。

小提示

荷叶与山楂一起煮汤后饮用，不仅可帮助消化、减肥降脂，降血压、扩张血管的作用也很好。

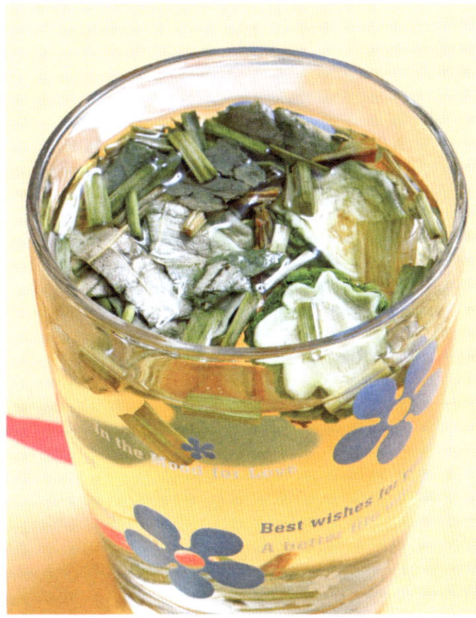

莲子荷叶粥

早餐 ☑ 午餐 ☑ 晚餐 ☑

1 人份

保持血管弹性

材料 大米 50 克，鲜荷叶 1 张，新鲜莲子 15 克。

调料 白糖适量。

做法

1 大米淘洗干净，提前浸泡 30 分钟；莲子洗净，去心；荷叶洗净撕碎，放入锅中，加入适量清水，熬煮成荷叶汤，去渣取汤。

2 将大米放入荷叶汤中，大火煮沸，放入莲子改小火同煮至粥稠，加白糖调味即可。

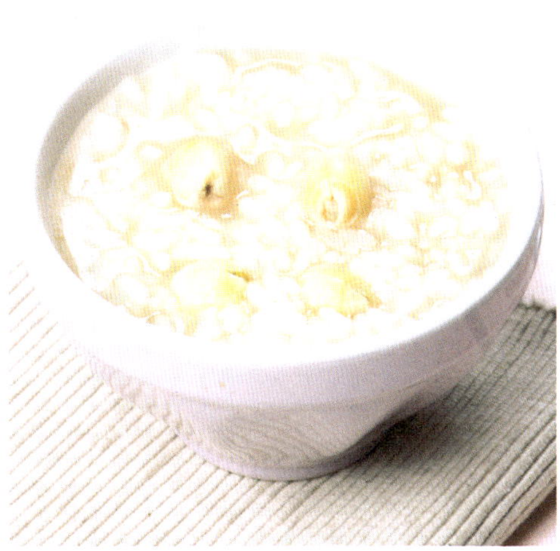

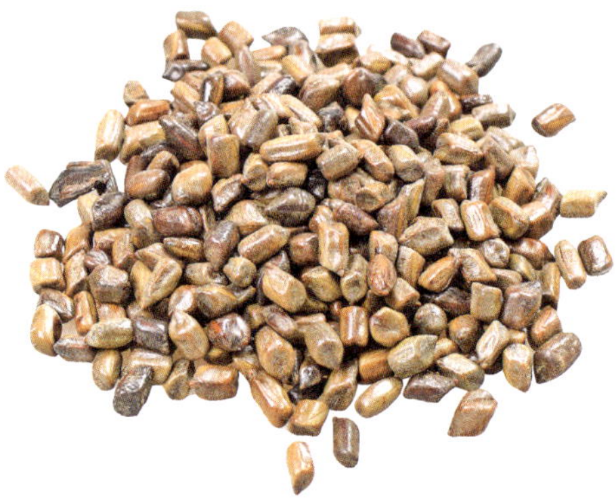

决明子

降低收缩压与舒张压

性味：味甘、苦、咸，性微寒

归经：肝、大肠经

每天推荐量：5~15 克

降压功效

传统医学认为，决明子有清肝明目、润肠通便的功效，可缓解肝阳上亢型高血压相关症状（如头痛眩晕、烦躁、爱发火等）。动物实验表明，决明子乙醇提取物（含大黄素、大黄酚）可能通过抗氧化途径辅助降低血压，并改善血脂代谢，具有延缓动脉粥样硬化的作用。此外，决明子中的大黄素、大黄酚等有机成分有助于排除胃肠积滞，因此适合高血压兼有便秘者服用。

百变搭配

- **决明子 + 蜂蜜** 润肠通便。
- **决明子 + 荷叶** 减肥降脂。
- **决明子 + 枸杞** 养肝明目。

医生悄悄告诉你

决明子含有大黄酚、大黄素等化合物，长期服用可能引起肠道病变，服用时应注意用量和服用时间。

满分吃法

泡茶：决明子可以和其他花草茶搭配，代茶饮，具有良好的排毒、排油功效。单独泡茶，对高血压患者来说也是很好的选择。

煮粥：煮粥时放 10 克左右的决明子，有明目、降压、降脂的功效。

熬汤：决明子可以与海带一起煮汤食用，煮半小时即可。因为海带中含有岩藻多糖，丰富的钾、钙，以及甘露醇，是降压的良好食材，配上决明子，对高血压患者来说，降压效果更明显。

食谱范例

决明子绿茶

降脂降压

材料 决明子、绿茶各5克。

做法

1 将决明子用小火炒至香气溢出时取出，放凉。

2 将炒好的决明子、绿茶同放入杯中，冲入沸水，浸泡3~5分钟后即可饮服。

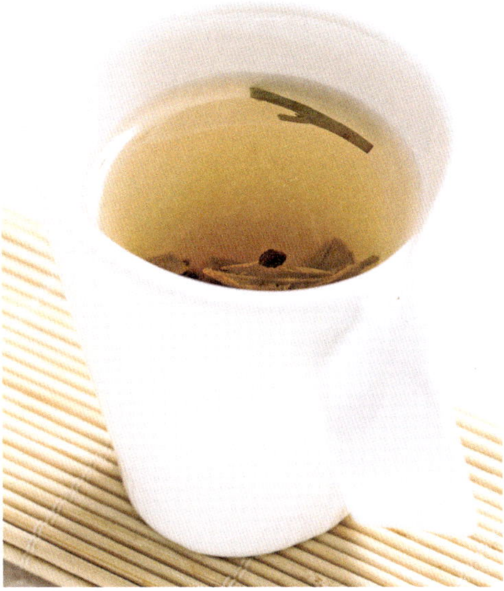

小提示

在冲泡时，最好先用少量的水洗一遍茶，倒去后重新冲入开水后再饮用。

决明子菊花粥

早餐☑ 午餐☑ 晚餐☑ 2人份

降压降脂

材料 决明子20克，白菊花10克，粳米100克。

做法：

1 将决明子炒至微香，与白菊花同入砂锅。

2 加水煎，取汁，加入粳米煮成稀粥。

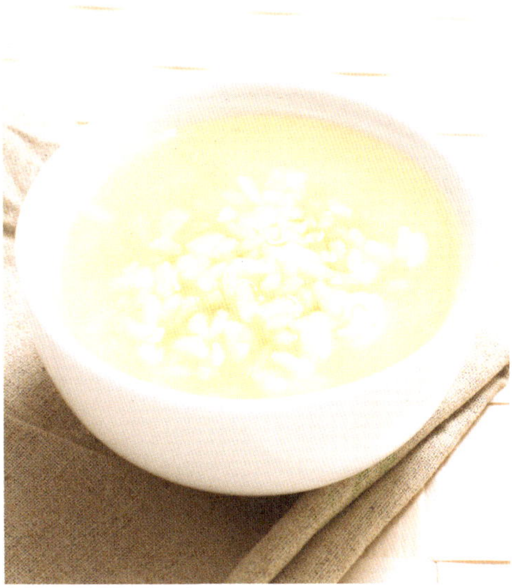

小提示

决明子以外表颜色呈棕褐色、有光泽、形状呈菱形、两端平行者为佳。

决明子烧茄子

增强血管壁弹性

2
人份

早餐☑ 午餐☑ 晚餐☑

材料 茄子 400 克，决明子 10 克。

调料 酱油、植物油各适量，盐 1 克。

做法

1 茄子去蒂洗净，切成丁。

2 将决明子洗净置于砂锅中，加入适量清水煎煮约 30 分钟，去药渣留汁液备用。

3 炒锅置火上，加入植物油烧热，放入茄子丁翻炒 3～5 分钟，放入煎好的决明子药液、酱油，炖至茄子熟烂，最后加盐调味即可。

功效揭秘

茄子富含钾元素，钾能帮助身体排出多余的钠，减少血管压力，对维持正常血压有一定帮助。

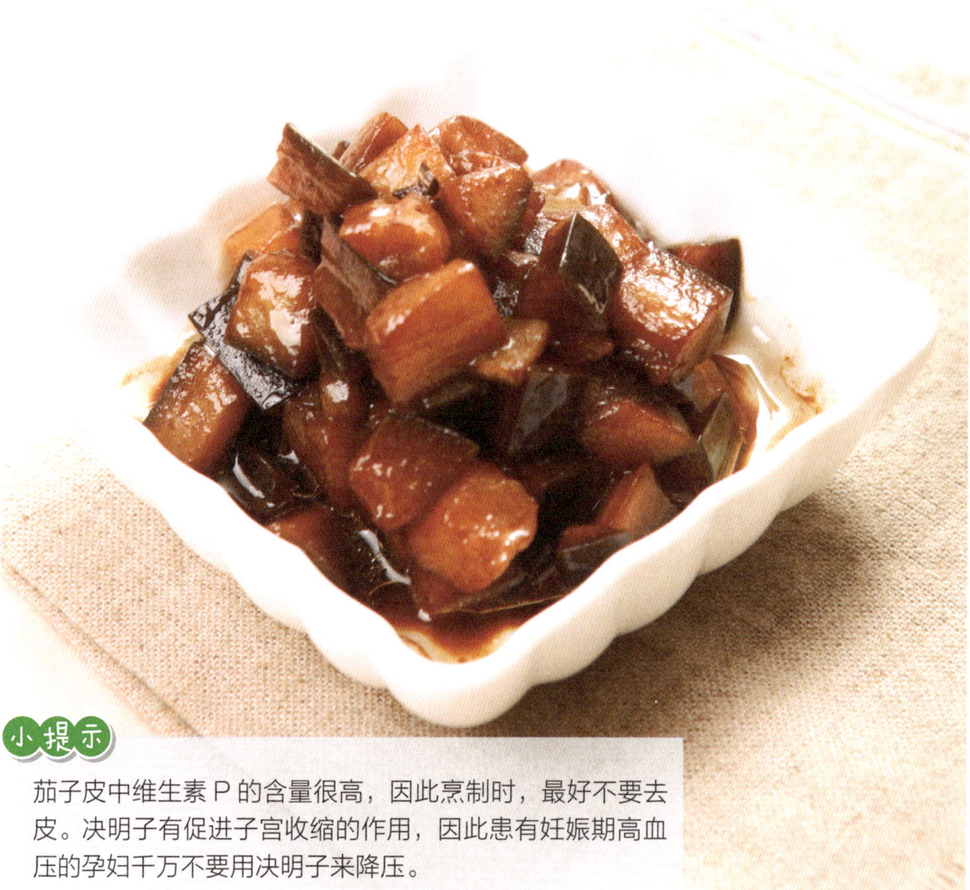

小提示

茄子皮中维生素 P 的含量很高，因此烹制时，最好不要去皮。决明子有促进子宫收缩的作用，因此患有妊娠期高血压的孕妇千万不要用决明子来降压。

Part 5

高血压并发症的三餐调养

高血压合并糖尿病

高血压、糖尿病经常如影随形，不但使心脑血管的损害雪上加霜，而且特别容易伤害肾、眼等器官。高血压合并糖尿病的患者除了坚持合理的药物治疗外，合理、科学的饮食同样非常重要。

控制全天总热量

罹患糖尿病以后，必须要根据个人的身高、体重、年龄、性别、劳动强度等计算出个人每日所需的总热量，并严格控制，以维持理想体重或标准体重。

选择血糖生成指数低的食物

血糖生成指数（GI）低于55的食物为低血糖生成指数食物，这类食物在胃肠内停留时间长，释放缓慢，葡萄糖进入血液后峰值低，下降速度快。常见的低血糖生成指数食物有燕麦、荞麦、莜麦、玉米、芋头、山药及大多数蔬菜等。

主食要精中有粗，适当吃薯类

精白米面、面包等属于精制碳水化合物，进入人体后可迅速升高血糖，长期食用对血糖调控不利，还会引起肥胖，因此，高血压合并糖尿病患者应多以粗粮和豆类为主食，注意粗细搭配，如在白米白面中加小米、黑米、高粱、豆类等，同时适当增加薯类，如山药、芋头等的摄入，需要注意的是以薯类做主食食用时要采取蒸、烤、煮的方式，而不宜炒、炸，以免摄入过多油脂。

水果选择低糖的，每天不多于150克

水果含有大量的维生素、膳食纤维和矿物质，这些对糖尿病患者是有利的，所以在血糖控制较好的前提下可适当吃水果。但应选择低GI值的水果，比如草莓、柚子、梨等，而且要控制量，一般对于血糖控制稳定的高血压患者每天可以吃100~150克，另外最好在两餐之间吃水果。

宜吃与忌吃食物

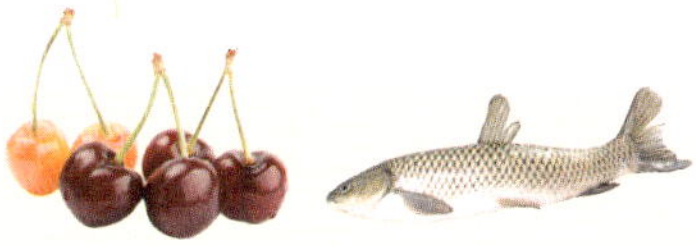

主食： 燕麦、荞麦、玉米、黑米、小米、绿豆、红小豆、黄豆等。

蔬菜： 芹菜、菠菜、白菜、苦瓜、冬瓜、山药、黄瓜、番茄等。

水果： 苹果、山楂、樱桃、橘子、香蕉等。

鱼肉蛋： 各种鱼类、兔肉、鸡肉、鸭肉、猪瘦肉、牛里脊等。

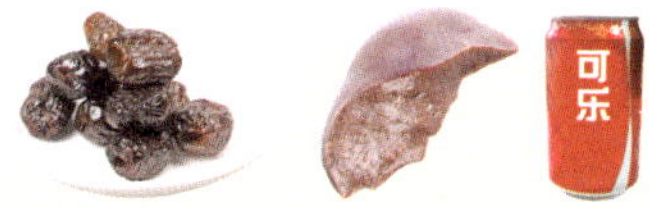

糖类： 红糖、冰糖等食糖，软糖、巧克力等糖果。

蜜饯类： 果脯、蜜枣等。

含糖饮料： 可乐、雪碧等。

油炸食品： 油条、油饼、炸鸡翅等。

高脂肪食物： 动物油、肥肉等。

盐腌食品： 咸菜、酸菜等。

动物内脏： 动物肝、肾、肠等。

食谱推荐

黑米面馒头

延缓餐后血糖上升

材料 面粉 25 克，黑米面 50 克。

调料 酵母适量。

做法

1 酵母用 35℃的温水化开并调匀；面粉和黑米面倒入盆中，慢慢地加酵母水和适量清水搅拌均匀，揉成光滑的面团。

2 将面团平均分成若干个小面团，揉成团，制成馒头生坯，饧发 30 分钟，送入烧沸的蒸锅蒸 15 ~ 20 分钟即可。

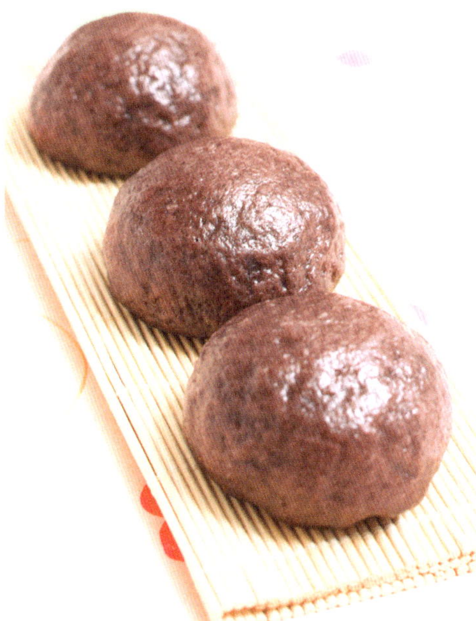

小提示

单纯黑米面做的馒头口感不好，加一些面粉，不仅味道好，而且营养更全面。

高血压合并血脂异常

血脂是血液中脂类物质的总称，包括胆固醇、胆固醇酯、甘油三酯、磷脂及游离脂肪酸等。高血压病与血脂异常密切相关，血脂的增高往往使原有的高血压症状加重，因此人们把它们戏称为一对“难兄难弟”。高血压合并血脂异常患者除经常参加体育锻炼、保持良好心态外，养成良好的饮食习惯也很重要。

减少动物性脂肪的摄入

饱和脂肪酸会加剧动脉粥样硬化，所以高血压合并血脂异常患者应减少饱和脂肪酸的摄入，主要是动物性脂肪，如猪油、肥羊、肥牛、肥鸭等，将饱和脂肪摄入量保持在每天总热量的7%以下较为合理。每日烹调用油，宜选用富含不饱和脂肪酸植物油，每日用量控制在25克以下，避免油炸、油煎、重油的食物。

医生悄悄告诉你

血脂异常者更要控制体重

肥胖的人不单是总胆固醇水平较高，而且低密度脂蛋白胆固醇水平也较高，而高密度脂蛋白胆固醇水平较体重正常者低，因而对健康危害更大。血脂异常患者更应该时刻控制自己的体重，避免肥胖。

选择富含不饱和脂肪酸的食物

不饱和脂肪酸能够降低血液中对人体有害的胆固醇和甘油三酯水平，帮助降低血液黏稠度，促进血液循环，提高对人体有益的高密度脂蛋白含量，而植物油中不饱和脂肪酸含量高，非常适合高血压合并血脂异常患者食用。核桃、花生、杏仁等坚果也富含不饱和脂肪酸，也是高血压合并血脂异常患者的理想食材。

食材选择要坚持“四低一高”

高血压合并血脂异常患者，在日常饮食的选材中应坚持“四低一高”，即低脂肪、低胆固醇、低糖、低盐、高膳食纤维。

宜吃与忌吃食物

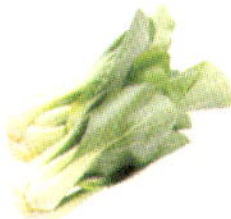
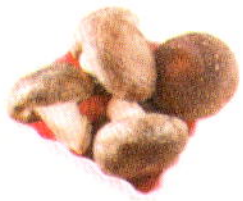
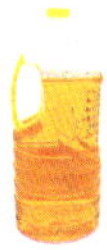

谷物类：大米、面粉、燕麦、荞麦、全麦、玉米、高粱米、薏米、红小豆、绿豆、黑豆、黄豆。
果蔬类：芹菜、大白菜、油菜、菠菜、洋葱、茄子、冬瓜、苹果、桃子、橘子、柠檬、番茄。
肉蛋奶类：低脂奶、脱脂奶、低脂奶酪、瘦肉、鸡肉。
水产菌类：黑木耳、银耳、香菇、海带、紫菜。
其他类：大蒜、花生油、玉米油。

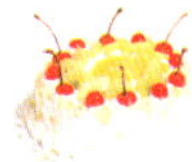
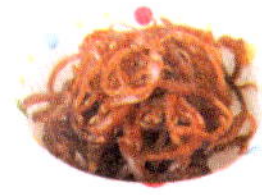

谷物类：油条、炸糕、奶油蛋糕等高脂、高油的加工面点。
肉蛋奶类：肥肉、肉皮、猪蹄、动物内脏、蛋黄、全脂奶、奶油、腊肠及盐腌、烟熏肉食。
水产菌类：鱼子、蟹黄。
其他类：动物油、咸菜、酱菜。

食谱推荐

山药木耳炒莴笋

避免脂肪堆积，稳定血压

材料 莴笋 300 克，山药、水发黑木耳各 50 克。

调料 醋 5 克，葱丝、白糖、盐各 2 克，植物油适量。

做法

1 莴笋去叶、去皮，切片；水发黑木耳洗净，撕小朵；山药去皮，洗净，切片；山药片和黑木耳分别焯烫捞出。

2 锅内倒油烧热，爆香葱丝，倒莴笋片、黑木耳、山药片炒熟，放盐、白糖、醋调味即可。

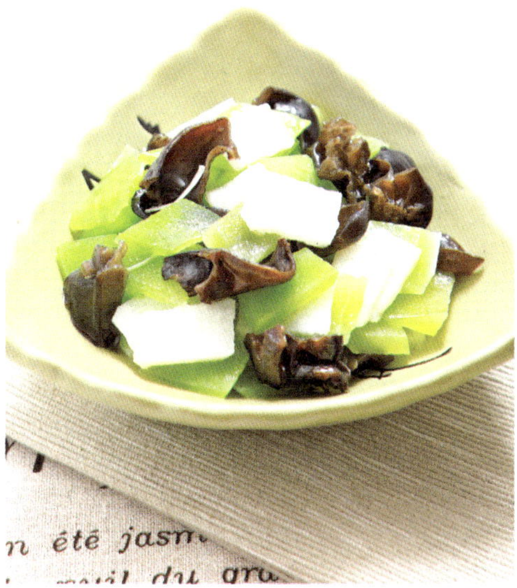

高血压合并肥胖

高血压和肥胖如影随形，肥胖者患高血压的概率是正常体重者的2~4倍。当肥胖与高血压并存时，容易并发血脂异常、糖尿病、动脉硬化等，所以要引起重视，及时减肥。良好的进餐习惯是取得并保持理想减肥效果的必要保证。

控制并逐渐减少总热量的摄入

总热量摄入过多，会使体重增加，易造成肥胖，对稳定血压无益。每天热量的摄入量宜控制在1200~1600千卡，保证每天摄入的总热量低于消耗量。

同时要多吃新鲜的蔬菜、水果等低热量食物，减少吃高热量食物，如奶油、巧克力、面包、腊肠、饼干等的摄入。

医生悄悄告诉你

树立“腰围意识”

很多慢性病的发病原因都是吃得太多、吃得太好，肥胖与很多慢性病关系密切，如高血压、糖尿病、血脂异常。而腰围已被认为是比全身肥胖更加准确的、可预测慢性病的因子。

医学界认为，中国成年人群适宜的腰围数为：男性低于85厘米，女性低于80厘米。腰围超标者心脑血管疾病患病危险将明显增加。

因此，我们应该养成良好的饮食、运动习惯，将腰围控制在理想范围。

讲究进食顺序，不饥饿不过饱

1. **喝汤：**润滑肠道。
2. **吃蔬菜：**增加饱腹感，减少主食的摄入量。
3. **吃烹调清淡的肉类：**吃完主食再吃肉，肉的摄入量会相应减少。
4. 餐后2小时吃水果。

每餐有一些饱腹感强的食物

每餐要吃一些饱腹感强、含热量低的食物，比如蔬菜、豆制品，也可在主食中加入一些能增加饱腹感的粗粮（如小米、紫米、燕麦等）。摄入这些食物后会产生饱腹感，从而消除饥饿感，对控制高血压和肥胖均有益。

宜吃与忌吃食物

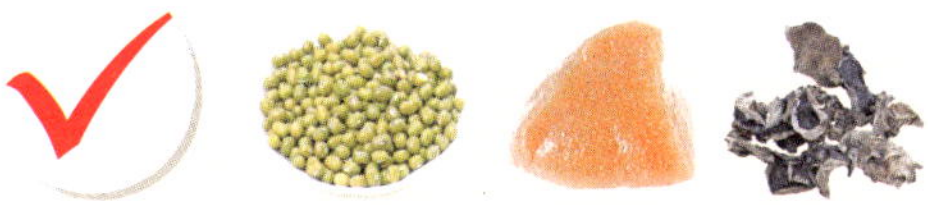

谷物类：小米、绿豆、红小豆、燕麦、麦麸、高粱米。
果蔬类：大白菜、番茄、茄子、魔芋、芹菜、生菜、青菜、竹笋、洋葱、萝卜、茭白、冬瓜、黄瓜。
肉蛋奶类：瘦肉、去皮禽肉、牛奶。
水产菌类：海带、蘑菇、黑木耳、香菇、鱼、虾。
其他类：大蒜、橄榄油、大豆油。

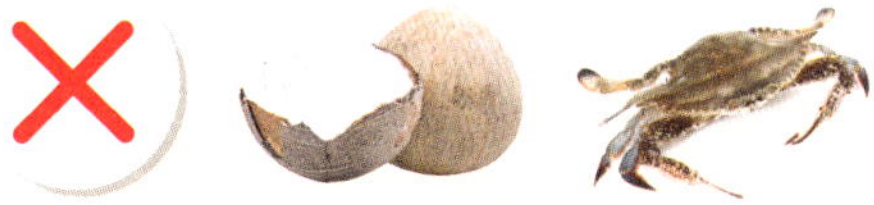

谷物类：油饼、油条、油面筋、甜点。
果蔬类：桂圆、荔枝、椰子。
肉蛋奶类：肥肉、肥禽、动物油、黄油、奶油。
水产菌类：螃蟹。
其他类：咸菜、酱菜、曲酒、花生、核桃、瓜子。

食谱推荐

鲜蒸白菜心

补充膳食纤维，降脂降压

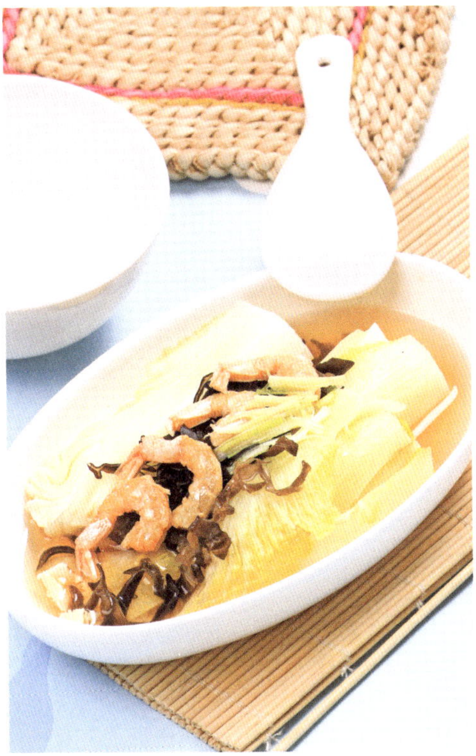

材料 嫩白菜心250克，干黑木耳2朵，海米5克。

调料 葱丝、姜丝各10克，料酒、盐、香油各少许。

做法

1 黑木耳用清水泡发，择洗干净，切丝；海米洗净，用清水泡软；白菜心整棵冲洗干净，切成3段。

2 取耐热的碗，放入白菜段，放上黑木耳、海米、葱丝和姜丝，加料酒、清水及少许泡海米的水，搅拌均匀，送入烧开的蒸锅，大火蒸15分钟，取出，加盐调味，淋上香油即可。

高血压合并冠心病

高血压是诱发冠心病的危险因素，高血压患者中有相当一部分人同时患有冠心病。高血压和冠心病的发生、发展都与饮食密切相关，合理饮食在高血压冠心病的防治中有重要意义，可避免心脑血管疾病的发生。

每天摄入胆固醇<200 毫克

饮食中应控制胆固醇的量。每天胆固醇的摄入量应少于 200 毫克，动物的心、脑、肝、肾等富含胆固醇的食物要少吃或不吃。应常吃些海带、紫菜等藻类食物，海藻中的褐藻酸能抑制肠道吸收胆固醇，有降血脂的功效。可多饮用脱脂牛奶或酸奶，牛奶含有钙和乳清酸，能减少食物中胆固醇的吸收，延缓冠心病的发展。

1 个鸡蛋中的胆固醇含量大约为 300 毫克，高血压合并冠心病者应控制鸡蛋的摄入量，每天可吃半个鸡蛋或每两天吃 1 个鸡蛋。

饮食宜清淡，限制脂肪的摄入

每日盐的摄入量应在 5 克以下，少吃或不吃肥肉、黄油、猪油等含动物脂肪较多的食物。每日烹调用油（植物油）应不超过 25 克。

适量摄入蛋白质

蛋白质不易消化，摄入过多会增加心脏负担。高血压合并冠心病者每日食物中蛋白质的含量以每千克体重不超过 1 克为宜，应多选用牛奶、酸奶、鱼类和豆制品等，减少红肉摄入。

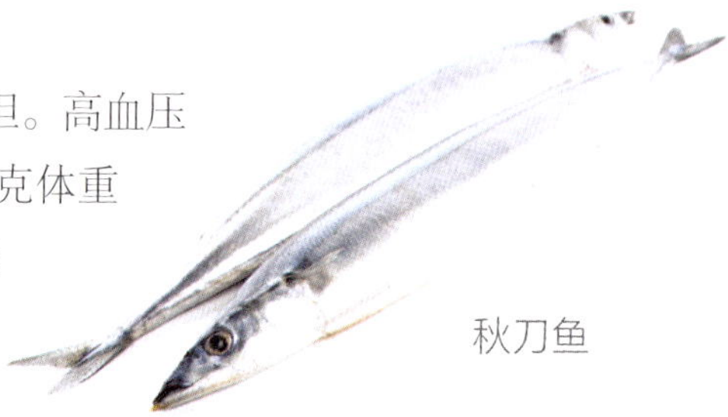

秋刀鱼

每周吃 1~2 次海鱼

每周吃 1~2 次海鱼，海鱼富含的多不饱和脂肪酸能够促进脂质代谢，降低血清胆固醇水平，还能防止冠状动脉痉挛和动脉粥样硬化。常见的海鱼有带鱼、金枪鱼、鳕鱼等。

宜吃与忌吃食物

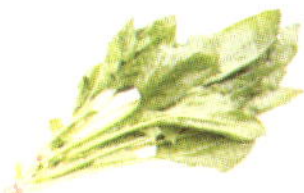
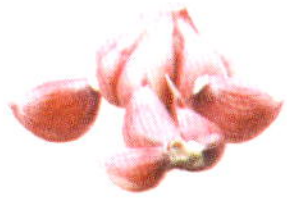

谷物类： 大米、面粉、燕麦、玉米、绿豆、红小豆、黄豆、黑豆。

果蔬类： 大白菜、菠菜、油菜、番茄、苦瓜、黄瓜、南瓜、冬瓜、生菜、空心菜、苹果、梨、桃、西瓜、猕猴桃、无花果、石榴。

肉蛋奶类： 猪瘦肉、牛瘦肉、羊瘦肉、去皮禽肉及鱼、虾、脱脂牛奶。

水产菌类： 黑木耳、银耳、香菇、海带、紫菜、鲤鱼、草鱼、鲫鱼。

其他类： 大蒜、菜籽油、橄榄油、板栗、莲子、核桃。

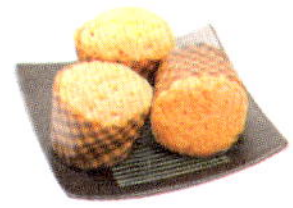
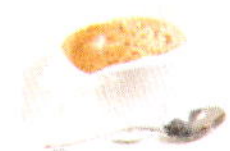

谷物类： 含油脂及糖多的糕点。

肉蛋奶类： 肥肉、肥禽、动物内脏、香肠、火腿等加工食品、奶油。

水产菌类： 蟹黄。

其他类： 咸菜、酱菜、罐头、咖啡、浓茶。

食谱推荐

红豆饭

补充优质蛋白质

材料 大米 75 克，红小豆 25 克。

做法

1 大米淘洗干净，红小豆浸泡 8~10 小时。

2 将大米和浸泡好的红小豆倒入电饭锅中，加入适量清水，盖上锅盖，按下“煮饭”键，煮至电饭锅提示米饭做好即可。

小提示

浸泡红小豆的清水不宜扔掉，宜倒入锅中一起蒸饭，能较好地保存其营养。

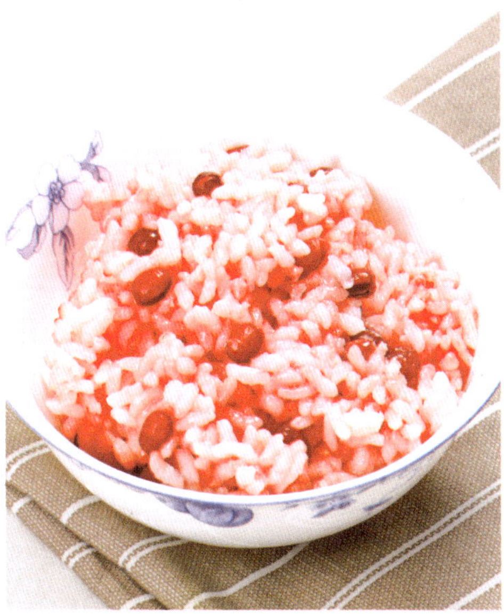

高血压合并肾功能不全

高血压与肾脏的关系较为密切。肾脏病如果得不到有效控制，会引起高血压。反过来，如果血压控制不好，又可以引起肾脏损害。高血压合并肾功能减退患者的饮食应以保护肾功能、预防肾功能减退为主，用合理的饮食来减轻肾脏负担，提高患者的生活质量。

限制盐的摄入量

肾功能不全会导致肾脏的排泄功能受损，人体排出尿液减少，进而使得体内多余的水分和钠盐不能有效随尿液排出体外。体内的水分和钠盐潴留，会使血容量增加，血管壁受到的压力增大，从而进一步加重高血压病情。因此，对于高血压合并肾功能不全的患者，控制盐的摄入尤为重要，一般建议每日食盐摄入量应低于 3 克，这有助于减轻体内水分和钠盐的潴留，缓解水肿、控制血压。

限制蛋白质的摄入量

高血压合并肾功能不全患者需限制蛋白质的摄入量，以减轻肾脏负担。根据《成人慢性肾脏病食养指南》（2024 年版），慢性肾脏病 3～5 期患者蛋白质摄入总量为每日每千克理想体重 0.6 克［理想体重（千克）= 身高（厘米）- 105］。主食可选择淀粉含量高、蛋白质含量低的食物如红薯、土豆、莲藕、山药等代替部分或全部谷物。

忌摄入过多的钾

肾功能不全时，肾小管的再吸收功能减弱，肾脏清除率减低，多吃含钾的食物易造成血钾蓄积，出现乏力、心律失常等不适感，因此要少吃钾离子含量高的食物，如黄豆、红小豆、绿豆、黑豆及豆制品，还有肉类、坚果类。

避免大量喝水

当肾功能不全且排尿减少时，水分会蓄积在体内，使心脏和血管的负荷增加，造成全身水肿、体重增加、咳嗽、呼吸急促，并发心力衰竭，也不利于高血压的控制。因此，肾功能不全者出现少尿或无尿时需严格限水，根据每天的尿量来计划饮水量，量出为入。

宜吃与忌吃食物

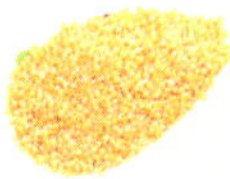
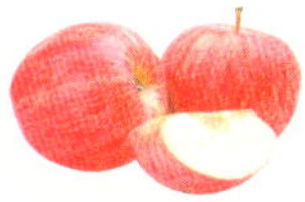

谷物类：小麦淀粉、玉米淀粉、藕粉、山芋、小米等。
果蔬类：山楂、苹果、番茄、猕猴桃、梨、柑橘、白菜、冬瓜、豆芽、芹菜、西葫芦、土豆、萝卜等。
肉蛋奶类：精瘦肉、牛奶。
水产菌类：银耳、黑木耳、平菇、香菇、金针菇等。
其他类：红糖、蜂蜜、果酱。

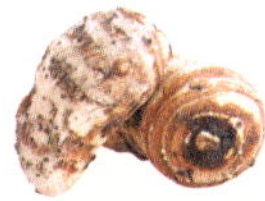
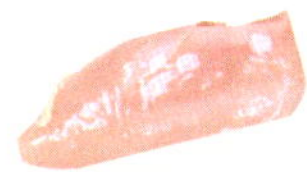

谷物类：糯米、豆类。
肉蛋奶类：火腿、田鸡肉、鸡肉、鸽肉、鹌鹑、雀肉、动物内脏、蛋黄。
水产菌类：干贝、虾米、海参、鲮鱼、鳓鱼、黄花鱼、虎鱼、鲑鱼、紫菜、海带。
其他类：咸菜、酱菜、芝麻酱、坚果类。

食谱推荐

葱烧木耳

保护血管，预防动脉硬化

材料 大葱30克，干黑木耳20克。
调料 生抽、蚝油各3克，植物油适量。
做法

1. 黑木耳泡发，洗净，剪去根部，撕成小朵。
2. 大葱洗净，切成约6厘米长的段，再纵向切丝。
3. 油锅烧至六成热，倒入黑木耳炒1分钟。
4. 调入生抽和蚝油炒匀即可关火，倒入葱丝，利用锅内余温炒匀即可。

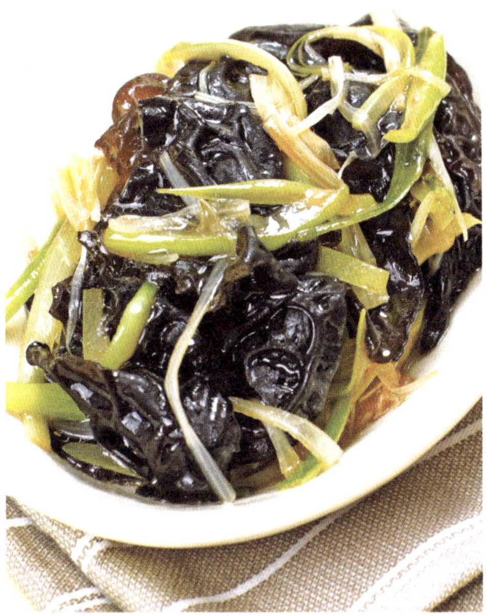

小提示

黑木耳一定要彻底做熟再吃，以提高其所含的多糖成分的吸收利用。

高血压合并脑卒中

脑卒中又叫中风，是由高血压和动脉硬化引起脑血管损害的一种疾病。高血压是脑卒中最重要的危险因素，血压升高，长时间得不到控制，就会导致脑动脉硬化、管腔变窄或闭塞，导致脑卒中。脑卒中是高血压患者致死、致残的主要原因，严重威胁着患者的生命安全，所以在饮食上需要有区别于其他并发症的特殊要求。

限制脂肪和胆固醇的摄入

猪油、牛油、奶油等动物脂肪和蛋黄、鱼子、动物内脏、肥肉等胆固醇含量较高的食物，高血压患者要限量摄入，因为这些食物中所含饱和脂肪酸可使血中胆固醇浓度明显升高，促进动脉硬化，进而诱发脑卒中。

补充优质蛋白

蛋白质摄入量不足或质量欠佳，会使血管脆性增加，易引起颅内微动脉瘤破裂出血。适量食用含优质蛋白质的食物，不仅对维持正常血管弹性及改善脑血流有益，还能促进钠盐的排泄，有利于防止脑卒中的发生。富含优质蛋白质的食物有鱼肉、鸡肉、鸭肉、兔肉、鸽肉等。

控制每天摄入的总热量

控制总热量的摄入，保持适宜体重。碳水化合物仍是热量的主要来源，每天碳水化合物的摄入量应占总热量的50%～60%。

忌吃腌渍等过咸食物

忌吃腌渍、腊味等咸味过重的食物，这些食物含钠量较高，对脑卒中患者健康不利。常见的过咸食物有咸菜、咸鱼、咸肉、泡菜、腊肉等。

多吃新鲜的蔬菜和水果

新鲜蔬菜和水果富含钾和多种维生素，能增强血管弹性，降低发生脑卒中的危险性，预防脑卒中的发生。尤其要常吃些番茄、洋葱等富含类黄酮、番茄红素的食物，对防止血管狭窄和栓塞有积极的作用。

饮食宜软烂，忌进食速度过快

高血压合并脑卒中患者常伴吞咽障碍，宜吃细软、含丰富膳食纤维的食物，要避免食用坚硬、大块、多渣食物，忌进食速度过快。

宜吃与忌吃食物

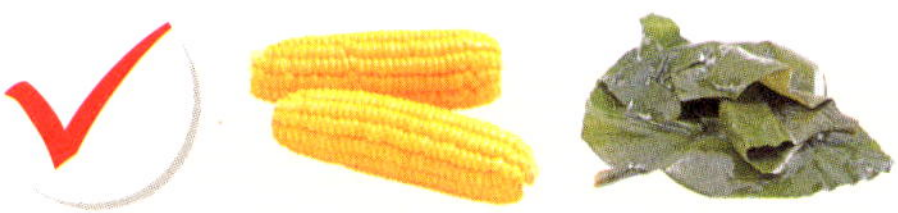

谷物类：玉米、燕麦、小米、莜麦、麦麸。
果蔬类：白菜、番茄、茄子、魔芋、菠菜、西蓝花、洋葱、油菜、土豆。
肉蛋奶类：猪瘦肉、去皮禽肉、脱脂牛奶。
水产菌类：紫菜、海带、蘑菇、黑木耳、银耳、香菇、秋刀鱼、牡蛎。
其他类：大蒜、橄榄油、菜籽油。

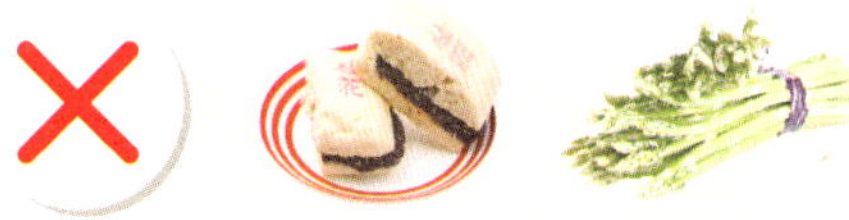

谷物类：豆类，油饼、油条、油面筋等油炸食品，甜点。
果蔬类：芦笋。
肉蛋奶类：肥肉、猪皮、肥禽、动物油、动物内脏、奶油、蛋黄。
水产菌类：蟹黄、鱼子。
其他类：咸菜、酱菜、罐头、咖啡、浓茶。

食谱推荐

玉米面发糕

补钾降压，预防便秘

材料 面粉250克，玉米面100克，无核红枣30克，葡萄干15克，干酵母4克。

做法

1 干酵母化开，加面粉和玉米面揉成团，饧发，搓条，分割成剂子，分别搓圆按扁，擀成圆饼。
2 面饼放蒸屉上，撒红枣片，将第二张擀好的面饼覆盖在第一层上，再撒一层红枣片，将最后一张面饼放在最上层，分别摆红枣片和葡萄干。
3 生坯放蒸锅中，饧发1小时，再开大火烧开，转中火蒸25分钟即可。

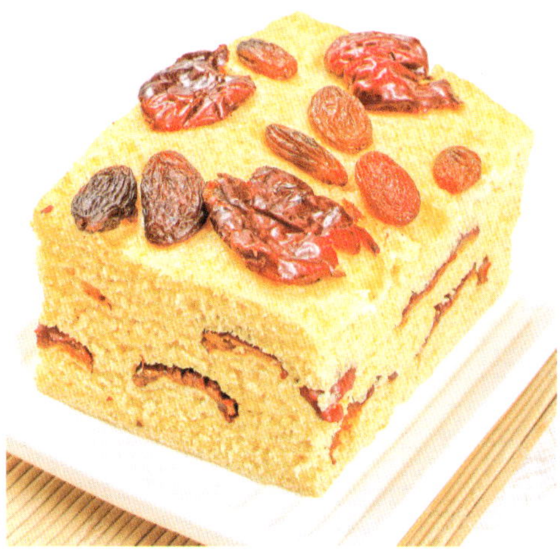

小提示

玉米含钾量较高，可降低血压，防止出血性脑卒中的发生；玉米还富含膳食纤维，可帮助高血压并发脑卒中患者预防便秘。

附录

附录1 高血压患者常见饮食问题答疑

Q 高血压患者能不能吃发面食品

大医生答：发面食品分为两类，即一类是自然发酵，再加入食用碱来中和发酵产生的酸。食用碱的成分是碳酸钠或碳酸氢钠，经常食用这类面食，相当于增加了钠的摄入量。另一类发面食品用酵母发酵，则不存在这个问题。所以高血压限钠者应注意选择。

Q 高血压患者可以吃火锅吗

大医生答：火锅汤底和食材中含有较多的脂肪和糖类，此外，吃火锅后饮用冷饮会使肠胃中的血管收缩，造成血压短时间内不稳定，进而使高血压患者出现头晕，严重时可诱发心肌梗死、脑卒中。因此，高血压患者最好少吃火锅。如果实在想吃，要注意少选脂肪含量高的食材，少喝饮料，不喝汤底，并在吃完火锅后吃些水果。

Q 高血压患者为什么必须减少糖的摄入

大医生答：高血压患者摄入过多的糖分，会在体内产生大量热量，当超过生理需要时，剩余的热量就会转化为脂肪贮存在体内，使机体发胖，体重增加，机体就会通过提高血压来满足超重部分的血液供应。

此外，过多的脂肪还易在血管壁上形成胆固醇沉积，促发动脉硬化的形成，加重高血压。

Q 为什么高血压患者不宜饱餐

大医生答：饱餐一方面加重胃肠负担，容易导致消化不良，并且由于血液过多流向胃肠，也容易诱发脑供血不足，从而引起脑卒中的发生。另一方面，经常饱餐会造成肥胖，过剩的脂肪沉积在血管壁，导致动脉粥样硬化的形成。高血压病本身就易引起动脉粥样硬化，若再经常饱食造成肥胖，会加速动脉硬化的进程，更易发生脑卒中和冠心病等并发症。因此，高血压患者一定要适当控制食量，勿食过饱。

Q 为什么高血压患者不能摄入过多味精

大医生答：味精的主要成分是谷氨酸钠，其在体内会分解形成谷氨酸和钠离子，相当于另一种形式的“盐”。过食味精可造成体内水钠潴留，导致血管管腔变细，血管阻力升高，同时血容量升高，加重心、肾负担，进一步使血压升高。因此，高血压患者最好少吃或不吃味精。

Q 喝葡萄酒降血压吗

大医生答：有的人认为高血压患者可以多喝葡萄酒，因为葡萄酒里含有白藜芦醇，可以防治血管老化。但目前的研究显示，白藜芦醇是否可以为高血压带来益处尚存在争议，而酒精对于健康的不利影响则十分明确。所以高血压患者对任何来源的酒精的摄入都应该严格限制，葡萄酒也不例外。有喝葡萄酒习惯的高血压患者也请将每天饮用量控制在 1 两（50 克）内。

Q 高血压患者不宜多食肉，那完全吃素好吗

大医生答：一味吃素并不能让身体更健康，反而会因营养素的缺失而引发其他疾病，最常见的就是缺铁性贫血、骨质疏松等。高血压患者在以素食为主的膳食结构中适量增加动物性食物，不但可以使食物中的营养成分互补，也有利于保持体液环境的酸碱平衡。如坚持食素，也要讲究科学搭配，若要通过多吃豆类补充优质蛋白质，还应多吃富含铁质和维生素 C 的食物。

Q 高血压患者怎么吃零食

大医生答：高血压患者吃零食应讲究适时、适宜和适量，时间安排在两正餐中间，特别是两正餐相隔时间超过 6 小时以上时，更应增加一次零食。应选择富有营养，但热量、脂肪含量不太高的食物，可以在两餐之间吃一些含钾高的水果，如橙子、苹果、香蕉、哈密瓜，或豆浆、红薯、煮土豆等零食，也可以是一个鸡蛋加一小碗稀饭，或者一小碗肉丝面等。偶尔也可适量选择坚果类，如花生、瓜子、开心果、榛子、核桃等。

附录 2 高血压患者常见生活细节问题答疑

哪些生活行为容易使高血压发病

1 极度兴奋、悲伤、恐惧，可导致血压骤然升高。

2 看刺激性强的电视，容易导致血压升高、心率加快，诱发高血压及脑血管意外。

3 突然扭动头颈部。

4 洗头。大部分人洗头时的姿势是站立前屈位，这种姿势对高血压患者来说，会使心肌耗氧量增加，心脏负担加大，容易引发心肌梗死或心绞痛。

5 洗澡。 在热水或冷水的刺激下，血压易出现较大波动。

6 排便动作。 排便时腹压加大，可使血压骤然升高。特别是因便秘用力过猛或过久时，血压会升得更高。

7 性生活。性生活时情绪易激动，会使心跳加快、血压明显升高。收缩压超过 170 毫米汞柱的高血压患者应在医生指导下谨慎进行性生活。

高血压病患者洗澡时应该注意什么

1 饭后不宜马上洗热水澡。进食后大量的血液流向消化系统，此时洗澡会因皮肤血管的扩张和血流量的增加导致大脑和心脏的供血减少，增加心脑血管意外的风险。

2 洗澡时间不宜过长。洗澡时间过长，浴室内的氧含量会明显下降，二氧化碳含量会明显升高，容易诱发心绞痛。

3 洗澡时动作不宜过快或过猛。如果身体前倾过猛或突然下蹲，容易发生脑血管意外或心肌缺血。